スピリチュアルケアを学ぶ 7

スピリチュアルな存在として

人間観・価値観の問い直し

窪寺俊之 編著

聖学院大学出版会

はじめに

① Health is a state of complete physical, mental and social well-being and not merely the absence of disease or infirmity.（健康とは、肉体的、精神的および社会的に完全に良好な状態のことであり、単に病気または虚弱ではないことではない。）

② Health is a **dynamic** state of complete physical, mental, **spiritual** and social well-being and not merely the absence of disease or infirmity.（健康とは、肉体的、精神的、**霊的**および社会的に完全に良好な**力動的**状態のことであり、単に病気または虚弱ではないことではない。）

上記①は「世界保健機構」（ＷＨＯ：World Health Organization）の憲章（一九四六年制定）前文に掲げられた「健康」の定義であり、上記②は一九九八年に提案された「健康」の定義の改定案である。ただし②は提案されたが、①の定義で十分足りているはずであるとか、②の「霊的」の意味がカルト的誤解を生じかねないなどを理由として保留となり採択に至っていない、と聞く。この改定案はイスラム文化圏の委員より出されたと聞くが、おそらく彼らは科学技術の発展・進歩と直接結びついた西欧風世俗主義的啓蒙主義的「健康」の定義に満足できなかったのではないかと思われる。問題は、“spiritual”「霊的」という語を「健康」の定義に加えるか否かだけの問題にはとどまらないはずである。この改定案が“state”「状態」の語の前に“dynamic”「力動的？」という語を加えた意味である。資料が乏しいので、私見であることをあらかじめお断りするが、“dynamic”は、「活力に満ちた」あるいは「生き生きした」とでも訳すべき言葉で、提案者たちは、人間の健康状態が単に病気がなく肉体的精神的社会的に良好な状態であることにとどまらず、個人に還元されない精神的社会的活力に満ち、生きがいや使命感がみなぎる状態であり、またさまざまに作用し合うものであることを言いたかったのではないか。

本シリーズに収められた講演や諸論文には、そうした「ダイナミックな生の側面」に多方面から光を当てた試みが論じられている。

ところで、新約聖書のテサロニケの信徒への手紙一の五章二三節に、次の聖句がある。

どうか、平和の神御自身が、あなたがたを全く聖なる者としてくださいますように。また、あなたがたの霊も魂も体も何一つ欠けたところのないものとして守り、わたしたちの主イエス・キリストの来られるとき、非のうちどころのないものとしてくださいますように。

この「霊・魂・体」のうち、「霊」を切除して「魂・体」だけで人間をとらえようとするのが、現ＷＨＯ憲章の「健康」の啓蒙主義的定義であり、「霊」性“spirituality”を含めて統合的に、全人的に人間をとらえなおそうとする試みが、ＷＨＯ憲章の「健康」の定義の改定案であると言えるのではないか。大木英夫前聖学院大学総合研究所長の一文に次のような重要な指摘がある。

わたしは最近或る英語の神学書を読んでいたら、truncation of selfhood という表現に接した。この意味は円錐の頭の部分を切り取るということで、人間の自己という円錐の頭の部分が切り取られることを言い表している。日本語にはこのような表現はないのではないか。Truncated system という言い方もある。それは、たとえば、トマス・アクィナスの思想のように下が自然的、上が超自然的という二階建て構造の思想において、その上の部分が切り取られているような場合に用いられるようである。
（大木英夫『「宇魂和才」の説――21世紀の教育理念』聖学院大学出版会、一九九八年、三三五頁）

“truncation of selfhood”とか、“Truncated system”の語は、霊性喪失あるいは霊性無視の世界を言っている。それらは、自己喪失や生きがい喪失に陥る真因である。そもそも人間は意味を求める存在である。しかし主体が意味を自ら規定しては、自己撞着《どうちゃく》・自己満足に陥るほかはない。意味は主体を超える存在が座標軸となって規定してこそ説得力をもって成立する。

本シリーズでスピリチュアリティを論じるのは、こうした啓蒙主義的内在的理解の自己撞着を打ち破り、ダイナミックな真の生の意味理解を、ひいては人間性回復を目指す試みなのである。聖学院大学総合研究所の探求はさらに続けられる。

学校法人聖学院理事長・院長

阿久戸光晴

目次

二一世紀社会へのスピリチュアリティ論の貢献
――平和とスピリチュアリティ――

第II部

祈りのスピリチュアルケア
――宗教や信仰を持たない人への「執り成しの祈り」―― 窪寺 俊之 225

第Ⅰ部

心へのケアと癒やし
――スピリチュアリティとユーモア

アルフォンス・デーケン

デーケンです。私は生まれたときはドイツ人でした。（笑）昭和七年の生まれですが、そのときドイツでは昭和とは言わず、一九三二年と言っていました。その後、イギリス、フランス、オランダ、スイス、アメリカなど一二カ国で生活して、国際人になりました。今、日本に骨を埋めるつもりですから、心の中は日本人です。そして、私のお墓の場所はすでに決まっています。それは四谷にあります。『四谷怪談』のすぐそばです。入る日は未定ですけれども。（笑）

ここ聖学院大学はキリスト教の大学ですから、初めにちょっとキリスト教的なユーモアのある話を三つしてから、講演の題に沿って話を進めたいと思います。それから最後にユーモアの大切さについても触れます。

一つ目のユーモア。ドイツの教会のあるオルガニストはとても下手でした。そのため首になってしまいました。別な町の教会に行って、そこの牧師さんに、「オルガニストの仕事をくださいませんか」と頼みました。牧師さんは、彼が前にいた教会の牧師さんに電話して、彼がどんなオルガンを弾くかを尋ねました。すると前の教会の牧師さんがおっしゃるには、「聖書に書いてあるように、右の手は左の手にしていることを伝えていない」ということでした。（マタイによる福音書六章三節「右の手のすることを左の手に知らせてはならない」）。（笑）つまり上手くオルガンが弾けない人だというわけです。

二つ目は、ドイツの教会でのお話です。ある神父様が、教会での説教の後、来週の説教のために宿題として、「マルコによる福音書の一七章を読んできてください」とみんなに伝えました。次の日曜日、説教のはじめに彼が「宿題をやってきた人は手を挙げてください」と言うと、全員が手を挙げました。そこで神父様は言いました。「今日は、『嘘について』という、本当に大切なテーマで説教をします。マルコによる福音書は一六章までしかありません」。（笑）

三つ目のお話。アフリカでドイツ人のカトリックの神父が村から村へと宣教して歩いていたとき、突然、五頭のライオンの群れがあらわれました。そこで彼は神様に、「これらのライオンにキリスト教的な精神をお教えください。どうか私を食べないように諭してください」と祈りました。びっくりしたことにライオンはみんなひざまずいて祈っています。ライオンのお父さんが祈りの言葉を唱えました。「神様、これからいただく食事……」。（笑）ということです。

ここから、真面目になります。(笑)
今日の講演のタイトルは、「心へのケアと癒やし——スピリチュアリティとは」です。私がスピリチュアリティについて深い興味を持ったきっかけは、窪寺俊之先生の著書『スピリチュアルケア入門』(三輪書店、二〇〇〇年)です。それを読んだとき、スピリチュアリティをこれからもっと勉強しなければならないと思いました。

死を見つめる

死の四つの側面

私たちが日本語で「死」という言葉を使うとき、普通、「肉体的な死」を考えます。しかし私は、死を四つの側面に分けて考えています(表1)。この、「死の四つの側面」について順に見てみましょう。

一つ目は、「心理的な死」です。これまで世界各地の多くの老人ホームを視察しました。日本でも老人ホームで講義をしたことがあります。そして、老人ホームで、もう生きる意欲をまったく失ってしまった人々を見かけました。このような状態にある人を、私は「心理的な死」に陥っていると考え

表1

死の四つの側面
1．心理的な死（psychological death）
2．社会的な死（social death）
3．文化的な死（cultural death）
4．肉体的な死（biological death）

ています。

二番目は、「社会的な死」です。数年前に札幌で北海道看護協会のために講義をしたことがあります。そのとき、質疑応答の最初の質問が次のようなものでした。「私が看護師として今一番悩んでいるのは、入院している高齢の患者さんのことです。終末期の患者さんで、治癒の見込みのない方々のことです。入院されてはじめの一週間ぐらいは、お子さんたちも足しげくいらっしゃいますが、その後まったく来なくなるのです」。その看護師さんはご家族に、患者さんがもうあまり長くないと思われるので、ちょっとでもそばにいてくださいませんか、と電話をしたそうです。しかしながら、返ってきた言葉は、「仕事で忙しいから来られない」ということでした。このような場合、その患者さんは肉体的に死ぬ以前に「社会的な死」を体験しています。これは良くないことだと思います。私たちは子どもたちにもっと伝えなければなりません。「お父さんやお母さんは何年間も苦労して努力してあなたを育ててくれたでしょう。少なくとも最期のとき、親のそばにいるようにしようではありませんか」ということです。

三番目は、「文化的な死」です。人間は、社会的な存在であると同時に、本質的には文化的な存在でもあります。例えば、病院あるいは老人ホームに文化的な潤いが一切なければ、これは「文化的な死」を味わっていると考えています。

死の四つの側面について英語の専門用語を付け加えましたから、語学の勉強にもなりますので、みなさん、ちょっと私について発音してください。"psychological death"。一緒にどうぞ。

（会場 "psychological death"）

発音がちょっと良くないです。death の th は舌を出さないといけません。何人かの舌が見えなかった、寂しかったです（笑）。私の美しい舌を見てください。（笑）psychological death。きれいでしょう。はい、もう一度。

（会場 "psychological death"）

今度は、よく見えました。

このように死を四つの側面に分けて考えると、今後の課題がよく理解できると思います。二〇世紀と二一世紀の日本の医学と看護学を比較した場合、二〇世紀の大きな成果は肉体的生命の延命でした。それによって、日本人は世界的に見ても、大変長く生きるようになりました。

例えば、日本の男性はドイツの男性よりも長く生きるようになったでしょう。ですから私は日本に来ました。最近は健康のために毎朝納豆を食べます。やっとですけれども。（笑）肉体的生命の延命を私が身近に感じたのは、日野原重明先生の一〇三歳の誕生パーティーに招待されたときです。そこにとても大きなケーキがありました。私はダイエットのためにケーキを食べませんでしたが、誕生日にケーキは必要でしょうね。ケーキがなければ不ケーキ（不景気）です。（笑）

二一世紀の日本の医学と看護学における新しい挑戦は、肉体的生命の延命と同時に心理的、社会的、文化的生命の延命、つまり総体的生命の延命を図ることです。それは、スピリチュアリティの課題でもあると思います。心へのケアと癒やしのためには、ただ肉体的な生命の延命だけではなく、総体的生命の延命がとても重要で、これからの、二一世紀の課題となるでしょう。

死への恐怖と不安

心へのケアにおける課題の一つは、死への過剰な恐怖と不安を和らげることだと思います。完全に死への恐怖や不安を取り除くことはできませんが、ある程度、和らげることはできると思います。そのためには、どのような恐怖や不安があるかを理解することから始める必要があるでしょう。また、死への過剰な恐怖と不安を和らげるということは、スピリチュアリティのケア、大切な心へのケアになると思います。

最初に、恐怖と不安を区別しましょう。「恐怖」は英語で **fear**、私の母国語のドイツ語で **Furcht**（フルヒト）です。「不安」は英語で **anxiety**、ドイツ語で **Angst**（アングスト）です。恐怖と不安はどう違うでしょうか。恐怖とは、何かある特定な対象、例えば痛み（ペイン）など、具体的な対象が原因となって起こってくるものです。何を恐れるかがわかれば、恐怖です。それに対して不安とは、特定の対象に帰することのできない、漠然とした気分のようなものです。はっきりとはわからないけれど、何となく心配する状態を言います。

皆さんはどう思いますか。死に直面している患者さんは主に恐怖を感じているのでしょうか、それとも不安を感じているのでしょうか。皆さんはどちらだと思いますか。

（会場「恐怖」）

恐怖ですか。では発表します。ダダダダーン。両方です。（笑）痛みや孤独を人は恐れます。他方、不安を感じるのは、私たち人間は誰も死ぬということがわからないからでしょう。体験者がこの世では非常に少ない。（笑）ですから、私たちは死がどのような体験か、はっきりとらえることができないので、不安があるのです。

では、万人に共通する死への恐怖と不安の九つのタイプを紹介します（表2）。

一番目は苦痛への恐怖です。**physical pain**（肉体的な苦痛）、**psychological pain**（精神的な苦痛）、**social pain**（社会的な苦痛）、**spiritual pain**（スピリチュアルな苦痛）、この四つを合わせて **total pain**（総体的な苦痛）と言われています。

二番目は孤独への恐怖です。私は一九八八年から毎年、日本の医師や看護師と一緒に外国のホスピスを視察してきました。オーストラリア、ニュージーランド、カナダ、アメリカ東海岸・西海岸、イギリス、アイルランド、ドイツ、オーストリアなど、二〇〇以上のホスピスを見学しました。そして、

表2

死への恐怖と不安
1．苦痛への恐怖
2．孤独への恐怖
3．不愉快な体験への恐れ
4．家族や社会の負担になることの恐れ
5．未知なるものを前にしての不安
6．人生に対する不安と結び付いた死への不安
7．人生を不完全なまま終えることへの不安
8．自己消滅への不安
9．死後の審判や罰に関する不安

患者さんがホスピスに入るとき、最初の面接で何を説明されますかと、ホスピスの医師に尋ねました。そうすると、ほとんどの医師の答えは同じでした。「まず患者さんがホスピスに来られたことを歓迎し、その後に二つの約束をします。一つは、疼痛《とうつう》緩和をしっかり行いますから、最期まで肉体的な痛みをあまり恐れなくていいということ。もう一つは、誰かがそばにいるので、一人ぼっちで逝かないということです」。

私がその答えを聞いて思ったことは、ホスピスに入る患者さんの大方の人にとって、この二つが基本的な恐怖だということです。つまり、痛みに対する恐怖と孤独への恐怖です。それらを心配しなくていいということは、非常に素晴らしいスピリチュアルケアです。

三番目は、不愉快な体験への恐れです。例えば、もうお手洗いに一人で行くことができない、あるいは女性の場合は特に髪の毛を失うようなことです。先日、東京の大きな病院で口腔にがんができた患者さんのことをお聞きしました。女性は、がんの治療のために容貌が変わると、自分の子どもにさえ会いたくないと言うそうです。つまり、子どもにはお母さんの美しい顔のままの姿を覚えていてほしい。今の変化してしまった顔を見せたくないと思うのです。このように、いろいろな不愉快な体験への恐れもあります。

四番目は、家族や社会の負担になることへの恐れです。これは、日本では特に多いです。日本人の美徳の一つでもあり、素晴らしい点でもあるのでしょうが、人に迷惑をかけたくない、と考えることに起因しています。それで、大勢のがん患者さんは自分が家族にとって経済的な負担になるのではないかと危惧するわけです。

五番目は、未知なるものを前にしての不安です。私たちは、死ぬということがどういうことか、わからない。まず死を体験してからこの世に戻ってきた人は非常に少ないでしょう。どうなるかわからないということが、未知なるものを前にしての不安です。

六番目は、人生に対する不安と結び付いた死への不安です。人間は若いとき、人生に対してさまざまな不安を感じます。例えば、入学試験に合格できるだろうか、無事に卒業していい会社に就職できるか、素敵な結婚相手を見つけられるか、会社の中でも昇進できるだろうか、など悩みます。私は、上智大学で三十年間毎年、入学試験の監督をしましたが、受験生の約九〇%は落ちます。合格するのは一〇%だけです。でも、私は例外的に、昇進できるかどうかという心配が一切ありませんでした。デーケンという名前はオランダ語で「大学部長」という意味です。ですから私は生まれた日から部長でございます。心配する必要がなかったのです。(笑)

七番目は、人生を不完全なまま終えることへの不安です。私は東京女子医科大学で長年講義してきました。そして大腸がんが見つかったとき、もちろんそこで手術を受けました。その当時、二冊の本のための原稿が大分できていましたが、まだ書き上げていなかったので、一番心配したのは、もし手術のとき、手遅れということがわかったら、これまでライフワークとして頑張ってきたことを書いた原稿が出版されないだろうということでした。そこで私は看護師に隠れて、ベッドの中でも原稿を書き続けました。いけないことだったと思います。（笑）

また先日、慶應義塾大学病院で死に直面している二三歳の男性に会いました。そばには若い奥さんも座っていました。彼は私に言いました。「最近結婚したばかりで私たちにはまだ子どももいません。今、死ななければならないのは非常につらいです」。このような、自分のライフワークが未完成だという心配も結構多いです。

八番目は、自己消滅への不安です。心理学者が言うことには、人間にとって一番強い本能は自己保存本能だそうです。つまり、死によって自分が完全に消滅してしまうと考えるとき、湧き上がる不安の感情は生命体である人間の自然な反応と言えるでしょう。死後への積極的な希望をいだくことができれば自己消滅への不安を乗り越えることができると思います。日本では死後のことに対して何も期待しない人がいるように見受けられますが、やはり不安に思う気持ちは結構強いものがあります。

九番目は、死後の審判や罰に関する不安です。私は日本各地にある仏教のお寺で、恐ろしい地獄の絵を結構見ました。日本のテレビドラマを見て気づいたことですが、「水戸黄門」のようにほとんどストーリーが決まっているものがあります。何か悪いことをすれば必ず罰が当たります。日本のドラマだけではありません。例えば「刑事コロンボ」でも、最初の場面を見ればもうエンディングがわかります。最初の場面では、いつも格好いい人や金持ちが犯罪を起こします。そして最後の場面で、刑事コロンボは必ずその人を逮捕します。（笑）このように因果応報のパターンを際限なく繰り返すことを見て、私たちは人間として死後に罰せられるのではないかと心配することもあるのです。

これらの不安や心配について、ヨーロッパやアメリカの病院のチャプレンは、神様は裁く神ではなく、赦《ゆる》し、愛する神だとよく話します。チャプレンのケアによってこの九番目の不安を乗り越えることができるようです。

先ほどもお話ししたように、私たちの死に対する恐怖と不安を完全に消し去ることはできません。やはりどうしてもある程度までは残ります。しかしながら、過剰な恐怖と不安を和らげることは、スピリチュアルケアの重要な課題でしょう。

問題と神秘

今日のテーマであるスピリチュアリティを理解するために、「問題」と「神秘」の次元を理解する必要があります。フランスの実存哲学者ガブリエル・マルセル（Gabriel Marcel, 1889-1973）がそれについて初めて言及しています。フランス語で problème（プロブレーム）と mystère（ミステール）、英語で problem と mystery と言いますが、世の中のいろいろな出来事を理解するためには、問題と神秘の二つのアプローチを区別して考えることが大事だと説いています。死について考えるとき、同様に「問題」と「神秘」とに分けて考えるべきでしょう。世の中すべてが「問題」の次元ではありません。

つまり、私たちが受けた教育はほとんどが問題解決のためのものでした。例えば医学の教育では、患者がどういう病気で、そしてそれをどのような薬、どのような手術によって治すことができるかを教えられる。これが問題解決による方法です。もちろん、治る病気でしたら問題解決の方法でよいでしょう。しかし、死に直面している患者さんにどんな解決方法があるでしょうか。どのような問題があるでしょうか。がんで、医師の努力にもかかわらず闘病の後、死にゆく場合も多いです。その場合、単なる問題の次元ではなく、神秘という深い側面があるということを意識しなければ、スピリチュアリティを理解することはできません。

実は昨日、私はある病院に入院している患者さんの家族から呼ばれました。私の教え子で、女性は、今日九時から八時間に及ぶ手術を受けています。カトリックの場合、手術を受ける前、あるいは重い病気の場合、病者の塗油の秘跡「神に赦しを求め、神の恩恵を受けるための儀式。枕元に呼ばれた神父は祈りを捧《ささ》げ、信者の額と両手に聖油を塗る」があります。彼女は私にその秘跡を受けたいと望んだのでした。私は手術が成功して治ることを信じています。この場合、手術は治療のための問題解決ですが、秘跡は問題解決の方法ではなく、患者さんへの人格的アプローチです。

「問題」というのは、全体を客観的に眺めて、何であるかがわかれば、ハウ・ツーで解決できるような問いかけです。いわば、問いかける私自身の外側にありますから、私たちはこうした問題を知識や技術によって解決することができます。私たちはこれまで日常生活における問題解決のための教育を受けてきているので、通常このアプローチによって判断します。しかしながら、現実の生活は問題解決の方法で解決できるようなものだけから成り立っているのではありません。この世にはもっと深い次元があります。それが「神秘」です。「神秘」と向き合うには、問いかける私自身の実存が問いそのものの中に巻き込まれてしまうため、客観的な解決は不可能になります。

では「神秘」とは何でしょう。代表的なものは、愛・自由・人間・出会い・苦しみ・悪・存在・誕生・生と死…といったものです。単なる問題ではなく、より深い存在の領域があるということです。例えば、患者さんが死に直面するとき、もう問題解決はありえません。死ぬのです。しかし生きることには神秘の側面があります。神秘の側面に近づくとき、アプローチは異なります。「神秘」に対するには、素直な驚き、謙遜、畏敬、そして開かれた心での対応が必要です。

神秘については、問題解決はありえないことを謙虚に認めなければなりません。今日の日本の社会全体における大きな問題は、神秘を問題の次元に還元してしまう傾向が強いということです。

■スピリチュアリティとは

では、「スピリチュアリティとは何か」についてお話しします。

WHO（世界保健機関）は、一九九八年に、人間の健康にはスピリチュアルな健康も大切だと指摘しました。また、末期患者には **spiritual pain**（スピリチュアルな痛み）もあると強調しています。看護と医療のターミナルケアにおける大切な課題は、末期患者のスピリチュアルな痛みを緩和することです。死にゆく患者のスピリチュアルなニーズに応じることは、ホスピス的なケアを施す上での重大なテーマだと思います。

私は上智大学で長年「死の哲学」を開講してきましたが、ライフワークの一つはホスピス運動です。ホスピス運動やホスピス的なケアの理解のためには、どうしてもデス・エデュケーション（**death education** 死への準備教育）が必要だと考えています。

私はニューヨークの大学で博士号を取得後、東京、上智大学に戻りました。当時、日本の大学ではまだ誰も教えていない「死」について教えたいと考えたのです。でもそのとき日本では死はまだタブーでしたから、唯一の励ましは、「それはやめたほうがいい」ということでした。（笑）つまり、死はタブーなので、学生たちは誰も受講しませんよ、と。でも私はちょっと頑固なものですから、みんなが「ノー」と言っても、私は「**We can**」と言って始めました。上智大学の一番大きな講堂で、毎年多くの学生が「死の哲学」を登録し、共に考え、学んでくれました。

その後、厚生労働省の幾つかの委員会にかかわりました。終末期医療の委員会では、日本のすべての病院のためにガイドラインを作成しました。そこでも、私がホスピス運動のためにがんの告知を提案したとき、やはり厚生労働省の方に、「デーケン先生、ここは日本です。日本ではがん告知はしません」とはっきり言われました。でも、委員会で、私は繰り返し何回も告知の必要性を訴えました。

つまり、がん患者さんが自分の状態をまったく知らずにいたら、自分自身の病名、がんであることを告知されずにいたら、どのように病と向き合うか、例えば、三つある選択肢の中からどのように最後まで生きるかを選ぶことができません。一つ目の選択は、総合病院で最期まで延命を図り、治療に専念、努力をすること。二番目の選択は、治癒の見込みがないとわかったとき、最期まで生きるためにホスピスや緩和ケア病棟などのような施設に入ること。三番目の選択は在宅ケア、つまりホスピスのような病院施設には入院せずに、最期まで自宅でホスピス的なケアを受けること。厚生労働省への私の提案は、やはり人間らしく生きるためにはがんの告知は望ましい、ということでした。

私が初めて日本でホスピスについて講義をしたとき、日本全国でホスピスは二つしかありませんでした。そこで、一般市民が「ホスピス」という言葉の意味を知っているかどうかを確認したかったので、タクシーの運転手さんに尋ねました。「運転手さん、ホスピスという言葉をご存じですか」。彼の答えは、「さあ？　ホスピスというのはハイクラスのホステスだと思います」。（笑）そういう時代もあったのです。

私はこれまで日本各地で度々講演してきましたが、「今、この地域では、がん告知は何%ぐらい行われていますか」と医師に聞くと、全国でおよそ八〇%のようでした。そして、ホスピスも現在では、三五〇以上あります。

末期患者のスピリチュアルなニーズを理解するためには、ホスピスや病院のスタッフ自身が自分のスピリチュアリティを開発しなければなりません。スピリチュアリティとは何かを理解しつつ、日本的なホスピスケアを提供することが今後の大きな挑戦となるでしょう。

スピリチュアリティの定義

スピリチュアリティとは、人間の生きる意味や目的を探求する能力だと思います。具体的には、価値の確認、価値観の見直しと再評価、ライフ・レビュー・セラピーによって、自分の生涯を客観視することです。それから、自らを許すこと、ほかの人々との和解、自己の存在を超えた大いなるものとのかかわりを求める能力です。また、人生の終わりまで人間として成長し、創造的に生きる能力でもあります。

日本では、「スピリチュアリティ」のことを、宗教と同じ意味だと考える人もいます。信仰や宗教によらず、人間である限り、誰でもみんなスピリチュアルな側面を持っています。人間である限り、人生にはなぜ苦しみがあるのか、自分の人生はどんな意味があったのか、などと、考えざるをえない、実存的な探求心を持っています。そういう意味で、私たちはスピリチュアリティをもっと大切にしなければならないと思います。

しかしながら、東京のあちこちの本屋さんでスピリチュアリティの本を調べると、中には変な本も入っています。例えば、占いの本がスピリチュアリティの本と並んでいて、私はいつも怒っています。占いはスピリチュアリティではありません。

スピリチュアリティは、日本語で「霊性」とも訳されることがあります。もちろん「霊性」はスピリチュアリティという意味ですが、日本語の「霊」にはさまざまな意味が含まれています。例えば幽霊とかお化け、霊安室というのもあって、「霊性」という言葉は誤解を招きやすいと思います。ドイツ語にもフランス語にも「スピリチュアリティ」を意味する言葉はあり、ドイツ語ではSpiritualität（スピリチュアリテート）と言いますが、間違いを避けるためにも、私は、霊性ではなく、スピリチュアリティと呼んでいます。

自分のスピリチュアリティを開発する人は、生命や生活の質をより高めることができると思います。そして、スピリチュアリティは、人生の各段階で大きな力やエネルギーを発揮します。特に死に直面している患者さんにとっては、貴重な精神的エネルギーになりえます。

人生の危機において生きる拠り所が揺れ動くとき、例えば末期患者さんは、危機状態を乗り越えるための新しく生きるエネルギー、または希望を求めています。あるいは危機の中で失われてしまった生きる意味や目的を、あらためて自己の内面に探求しているとも言えるでしょう。

日本語の「危機」という言葉はとても不思議です。英語のcrisis（クライシス）、ドイツ語のKrise（クリーゼ）には、日本語が持っているようなニュアンスは入っていません。日本語の「危機」の最初の「危」は「危ない」、二番目の「機」は「チャンス」を意味します。私たちの人生はある意味危機の連続だと思いますが、難しい苦しい体験のときこそ、「機」ととらえることができれば、人間として成長するチャンスが生まれるのだと思います。

スピリチュアリティについての一〇の基本的人間の特性

さて、スピリチュアリティについての一〇の基本的人間の特性を挙げてみました（表3）。一番目は人生の意味の探求、すなわち生きる意味や目的を探求することです。

ユダヤ人で精神医学者であるヴィクトール・フランクル（Viktor E. Frankl, 1905-1997）は、『夜と霧』という本で有名ですが、ナチによるユダヤ人の強制収容所アウシュビッツの極端に苦しい状況を生き抜いた体験から、ロゴセラピー（Logotherapy：患者が自分の人生の意味を見いだせるように援助する心理療法の一種）という概念を考えました。彼がアウシュビッツで気づいたのは、人間は生きがいがあれば頑張れるが、生きがいを失うと、非常に早くダメになってしまうということです。このように生きる意味を探求することはとても重要なのです。

二番目は自己決定、自らの人生の道を選択し決断することです。がんの告知を受け、最期までどの

表３

スピリチュアリティについての10の基本的人間の特性
1．人生の意味の探求――生きる意味や目的を探求する。
2．自己決定――自らの人生の道を選択し、決断する。
3．自己実現、価値観の見直しと再評価――価値観を形成し、またその価値観を見直し、再評価することによって成長する。最後まで創造的に生きる希望を持つ。
4．人生への挑戦――危機と向き合い、危機を通して成長することができる。
5．苦しみの意味――不条理の中にあっても、不条理を受け入れ、意味を見つけ出し、生き抜く。
6．出会い、許しと和解――人間は、他人と協調しながら共に歩み、積極的にこころから出会い、愛することができる。また、お互いに許し合い、和解することもできる。
7．ユーモア感覚――ユーモア感覚を養い、笑顔によって他人とのコミュニケーションを図ることができる。ユーモアと笑いによって愛と思いやりを示す。
8．自分なりの生を全うする――生と死について思索を深め、死に至るまで人間らしく生き、自分自身の死を全うする。
9．死後の永遠の生命への希望――死後の未来への希望をいだく。すべての人は来世に何らかの希望を持っている。
10．人為を超える大いなるものへの畏敬と驚異の念を持ち続ける。

ように生きるか、これは大切な自己決定です。周りの人間はこの選択を尊重する必要があるでしょう。

三番目は、自己実現、価値観の見直しと再評価です。価値観を形成し、またその価値観を人生の歩みの中で見直し、再評価することによって成長し、最後まで創造的に生きる希望を持つことだと思います。

例えば、若いときはどうしても何か物を手に入れることが大切な「時」もあります。マイホームを手に入れ、子どもを教育するためにもお金がかかります。いろいろな意味で物を手に入れる、言い換えれば、「持つ」ことも必要です。

しかし、年を取ってから、特に中年期からは、逆に手放す態度が大切になります。これはなかなか難しいことです。しかし、死ぬときはすべてを手放さなければなりません。ですから、段階的に準備しなくてはならないと思うわけです。

四番目は、人生への挑戦です。危機と向き合い、危機を通して人間は成長することができると思います。また、人生は旅であり、人間は旅人だと言えます。そして、人間は人生の旅で体験した出会いと、選択した転機によって成長し、人間として完成に近づいていくわけです。しかしながら、今日の出会いは二度と同じ出会いになることはありません。同じ時はめぐってこないのです。ですから、挑戦することによって、大きな可能性が開かれるのですから、そのチャンスを活かそうではありませんか。

旧約聖書にあるアブラハムが、神の招きに応じて思いわずらうことなく過去の財宝を捨てて、未来の土地へと旅立ったのは、七五歳のときでした。アブラハムは老いてなお、新しい目標に立ち向かう冒険心と内面的な価値に重きを置く自由な精神の持ち主だったのでしょう。老いを迎えると、私たちはどうしても安定した生活を望み、財産や生活の保障を第一に考えてしまいがちです。しかし、アブラハムの自由な精神にならって、自分自身の人生の旅を最後まで悠々と生きていきたいものです。

五番目は、苦しみの意味。不条理の中にあっても不条理を受け入れ、意味を見つけ出して生き抜くということです。旧約聖書の「ヨブ記」には、「罪なき者がなぜ苦しまなければならないのか」という大きな「神秘」が問われています。私は「ヨブ記」を何回も読み返して、そこで問われている苦しみの意義とは、限りある人間理解を拒絶するような試練を経て、ヨブは神との実存的な出会いに導かれたと考えます。そこで、特に苦しみの意味を探求することを通して、人間は、より深い「神秘」の次元へと導かれるのではないかと思われます。

六番目は、出会い、許しと和解です。私はアメリカで大学院生時代、ボランティアとして病院で働き、たくさんの患者さんの死を看取りました。その経験から、許され、許し、許し合う和解が大切なテーマとなりました。人を許せるのは、自分が弱いからではなくて、真の強さの証しだと思います。他者を許せない人は終わりのない憎しみと恨みの悪循環に支配されます。過去の出来事を変えることはできませんが、自分自身をより豊かなもの、より寛大なものに変えることはできると思います。

七番目は、ユーモア感覚の大切さです。これはスピリチュアリティの大切なテーマです。私たちは神様からみんな平等に笑う能力、ユーモアの感覚をもらいました。私は四ツ谷駅の近くに住んでいますが、毎日学生たちを見ると、彼らはいつもよく笑っていて、とても明るい。ところが、JR中央線の乗客の顔を見るとちょっと生真面目な人が多い。ですから中央線では自殺が多いのかなと思います。ユーモアは自分自身を客観的に見る目を養いますから、こころの余裕が大事です。

先日も私は地方での講演のために四ツ谷駅からいつものように一時間早く出かけました。四ツ谷駅から東京駅までわずか十分ですが、中央線は度々人身事故のために動かないことが多いからです。そこで、かわりに地下鉄の丸ノ内線で東京駅に行きましたが、東京駅に着いたときはもうぎりぎりで、急いで走って、「のぞみ」に乗ろうと思った途端にドアが閉まりました。(笑)そのまま動けないでい

たら、もう一度ドアがあいて望み（のぞみ）どおりになりました。（笑）

人間は笑顔によって他人とコミュニケーションを図ることができます。そして、ユーモアと笑いによって、愛と思いやりを示すこともできます。ユーモアはジョークとは異なり、こころとこころの触れ合いの中から生まれるものなのです。

八番目は、自分なりの生を全うすることです。生と死について思索を深め、死に至るまで人間らしく生き、自分自身の死を全うしなければなりません。死について学ぶ、「死への準備教育」が望ましいと思います。

中世期のヨーロッパでは、「死は学ぶべき芸術」と考えられてきました。英語で art of dying（死の芸術）というテーマに関する文献が数多く残っています。死をテーマにして描かれた絵や書物から、人々はよき往生への心得を学びました。また、「メメント・モリ」、ラテン語の言葉で、「死を憶えよ」という意味ですが、自分なりの死を全うしなければならないことを絶えず意識するための座右の銘としていました。ですから、よく生き、よく笑い、よき死と出会いましょう。

九番目は死後の永遠の生命への希望、つまり死後の未来への希望をいだくことです。すべての人は、何らかの希望を持っているのではないかと思います。

私が死について考え、死生学をライフワークとすることになったきっかけの一つは、八歳のときに四歳だった妹の死を体験したことです。私たちは八人兄弟で、私は三番目でした。すぐ下の妹が白血病になって治る可能性がないとわかったとき、最後の日々を家族のみんなが交代でいつも妹に寄り添って過ごしました。印象的だったことは、わずか四歳の妹が家族一人ひとりにさよならを告げ、「天国でまた会おうね」と言いながら亡くなったことです。私たち家族は全員カトリック教徒でしたから、死後の永遠の生命を信じています。その上、再会の希望をいだけるということは、とても強くこころに残る体験となったのでした。

現在の時点で、死後の生命の存在を科学的に証明することは不可能です。しかし死ですべてが終わるということもまだ証明されてはいません。もし、死ですべてが無に帰するとしたら、生の営みも結局は不条理なものと考えざるをえませんが、死を新たな生への入り口と考えるならば、人生の労苦も決して無駄ではないということになります。死後の生命を信じるというのは、現在の生に意義を見いだすことです。これを強調して、ゲーテは、「来世に希望を持たぬ人は、この世ですでに死んでいるようなものだ」と言っています。未来のことを希望していようとも、希望を持つのは、現在、今の瞬間なのです。希望を持つこの瞬間を生き生きとさせるのも、希望なのです。

十番目は人為を超える大いなるものへの畏敬と驚異の念を持ち続けることです。肉体の眼には映らない、こころの眼でしか見えない存在、神秘へ近づこうとする態度はとても重要です。謙虚に、謙遜な態度で臨むとき、人間は癒やされるのではないでしょうか。

スピリチュアルケアに携わる人に望ましい基本的な態度

「スピリチュアルケアに携わる人に望ましい基本的な態度」を表4にまとめました。どれも、いろいろなところで取り上げられていることだと思います。

まず、サン＝テグジュペリの著作『星の王子さま』の中のとても美しい文章を見てみましょう。「世の中にはこころでしか見えないものがあるし、本当に大事なことは目に映らない」。

スピリチュアリティを考えるとき、この文章は大切な基準となるのではないかと思います。このことをこころに留めながらスピリチュアルケアに携わる人に望ましい、基本的な態度についてお話ししたいと思います。

一番目は、傾聴する姿勢です。こころを開いて、相手の話に耳を傾ける必要があります。かつて上智大学の社会人講座で「ホスピスボランティアとは」というテーマで開講してきましたが、まずいつも次のように参加者の方々に話してきました。

ボランティアをする場合、一番大切なことは「聴いてください」、二番目に大切なことは「聴いてください」、三番目に大切なことは「聴いてください」。

聴くということをいかに私が大切にしてきたか、おわかりいただけるかと思います。私はこれまで、死に直面した多くの方々に出会ってきました。その経験からわかったことは、患者さんはいろいろな

表4

スピリチュアルケアに携わる人に望ましい基本的な態度

1．傾聴する姿勢――こころを開いて相手の話に耳を傾ける
2．個性の尊重――相手の気持ちに寄り添う
3．個々のスピリチュアルニーズへの理解
4．自己の限界を認める謙虚な態度
5．「すること(doing)」と「いること(being)」を区別する
Sterbebegleitung（末期患者と共に歩む）のアプローチ
★ „Der Helfer ist die Hilfe.“
「救《たす》け人自身が救けである」（実存哲学者キルケゴールの言葉）
6．人為を超える大いなるものへの畏敬と驚異の念を持ち続ける
7．自己のスピリチュアリティを開発する努力
8．スピリチュアリティを支えるユーモア感覚を磨く
――機能的・合理主義的な考え方の対極にある
★ „Humor ist, wenn man trotzdem lacht.“
ユーモアとは、「にもかかわらず」笑うことである（ドイツの有名な定義）

話をし、また問いかけてくることもありましたが、何か答えがほしいとか、アドバイスがほしいということを期待しているわけではないことです。聴いてほしいのです。そして、望んでいるのは、誰か、じっくりと向き合って、真剣に聴いてくれる人です。誰でもよいわけではありません。患者さんにはわかるのですね。この人は話しても大丈夫な人かどうか。選んで話しているのです。ですから、そばにいる人には、自らが話すよりも、患者さんの話を傾聴するという態度が求められます。

私たち人間は、耳は二つ、口は一つです。もしも聴くよりも話すことが大切であれば、きっと耳が一つで、口が二つになっていたことでしょう。これは象徴的なことだと思うのです。やはり話すよりもこころを込め

て聴くことが大切だというしるしではないでしょうか。

二番目は、個性の尊重です。相手の気持ちに寄り添い、各々の患者さんの個性、価値観を尊重することが大事だと思います。また、親族間では、どうしても狭い価値観の中で判断しがちですから、医療者が客観的な立場でかかわるほうがよい場合もあります。

私の友人が、がんで、終末期にあったとき、見舞いに行きました。彼はクリスチャンでしたから、天国への期待を私に語り、とても安らかな気持ちでいました。しかし、彼のこころ残りは、彼が奥さんと真剣に今後のことを話そうとしても、奥さんは退院後の話ばかりして、話し合えない状態にあることでした。退院はありえないでしょう。つまり、コミュニケーションギャップが生じていたのです。奥さんは彼が死にゆくことを受け入れられない状態にいたわけですね。このギャップを埋めるためには、各々の話に耳を傾けて、かかわることが大事です。

それから、信仰を持っている人もいれば、持たない人もいることでしょう。その方が信じているものを大切にして、傍らに立つことが重要です。私たち人間はみんな、一人ひとり個性を持っていて、この世にはまったく同じ人はいないのですね。

マザー・テレサ（1910-1997）は、インドのコルカタのスラム街で、差別と貧困にあえぐ人々の救済活動に一生を捧げました。道端に見捨てられ、飢えて痩せ細った、死に瀕している人の最期を看取るための施設「死を待つ人々の家」で、マザー・テレサから教わりました。

「この人々をあるがままに受け入れること、つまり無条件の愛こそが、私たちにとって最も大切なことなのです。私たちが仕えている貧しい人たちは、あなた方からの哀れみも、見下すような態度も必要とはしていないのです。彼らが必要としているのは、あなた方の愛と親切なのです」。

こう繰り返し常日頃諭していたそうです。そして、貧しい人々が信じる宗教に沿ってこころを込めて葬儀を執り行っていました。あるがままに受け入れることはたやすいことではありませんが、最も必要とされていることだと思います。

三番目は、個々のスピリチュアルニーズへの理解です。患者さん一人ひとりにさまざまなスピリチュアルニーズがあります。例えば、死後はどうなるのかということを深く探求しようとする人もいます。また、夫婦の間での許しを求めることもあります。死ぬ前に奥さんとの和解を望み、傷つけてしまったことを詫び、許してほしいと願います。この家族の和解の課題は多いです。

また、前述した死への恐怖と不安のどの段階にいるかを把握することも重要だと思います。今、患者さんは、どのような不安や恐怖を抱えているのかを知ることで、対処ができます。みなそれぞれにスピリチュアルな課題を抱えているわけです。

四番目は、自己の限界を認める謙虚な態度です。医師の中には、死について考えることを避けている人がいます。また、治療することのみを優先してきた結果、もはや治すことができないことを敗北ととらえている方もいるようです。しかし、人は必ず死ぬのです。最後まで、治療を施す姿勢のまま、「明日また検査しましょう」などと言うとき、患者さんは、自分が弱っている状態を感じていますから、疎外感を感じるのです。「この医師は私のことをまったく理解してくれない。検査なんてもう役に立たない。私は死ぬのに」と考えるのです。自分の無力さを素直に認めることも必要です。

そして、いかに患者さんのことを思っても患者さんのすべてのニーズに一人で応えることはできません。人間は不完全な存在です。ターミナルの医療においては謙虚な態度はとても大切です。逆に言えば、傲慢な人はケアに当たることはできません。自分の限界を認めることのできる謙虚な気持ちがなければなりません。

五番目は、「すること（doing）」と「いること（being）」を区別することです。治癒の見込みがある患者さんでしたら、外科の先生が手術を施すなど、治療する、つまり doing の医療が可能です。しかし、もはや有効な治療の手立てがない患者さんの場合、末期患者さんにとっては、doing は虚しい。そのようなときには、誰かがそばにいてくれること、寄り添ってくれる、being を望むのです。

私の母国ドイツで主張されている概念に **Sterbebegleitung**（末期患者と共に歩む）アプローチがあります。**sterben**（シュテルベン）とは、人間の死ぬことを意味し、**begleiten**（ベグライテン）は、ともに歩むという意味の動詞です。死が訪れるまで患者さんの歩調に合わせて歩むということですね。

実存哲学者のキルケゴールも含蓄のある言葉を述べています。

„Der Helfer ist die Hilfe."「救《たす》け人自身が救《たす》けである」

人を助けたいと考えるとき、何をすればよいかと考えがちですが、何かをすることが大切なのではなく、救け人自身の存在（being）、そばにいる人のこころの温かさこそが、大きな救けになるということです。何も言わずにそばにそっと座ることの重要さを説いていると思います。それから、共感できること、一緒に祈る人でいることも慰めになることでしょう。もちろん、陰ながら相手のために祈ることも大切だと思います。

六番目は、人為を超える大いなるものへの畏敬と驚異の念を持ち続けることです。前にもお話ししたように、人間の存在は神秘の次元に属するものですから、常に偏りのないこころ、開かれたこころを持っていることがとても大切です。そのようなこころ持ちで接することは、おのずと患者さんにとって大きな、精神的なエネルギーになります。

七番目は、自己のスピリチュアリティを開発する努力です。これは後述するユーモアの能力と同じようにすべての人間に備わっている貴重な能力です。ケアに携わる人には自分のスピリチュアリティを開発しながら、患者さんのニーズを理解し、敏感に対応していくことが求められています。

スピリチュアリティを支えるユーモア感覚

八番目は、ユーモアの感覚を磨くことです。ユーモアはスピリチュアリティを支える大きな力となります。ユーモアが人間の本来的な感覚だということは、あまり言われていませんが、重要だと思います。

私は父から子どものとき、ユーモアについて深く学んだ経験があります。私は八人兄弟の三番目で、先ほどお話ししたとおり昭和七年生まれです。父は命をかけて反ナチ運動をするような非常に真面目な人でしたが、夜は一家全員そろった団欒《だんらん》のとき、戦時中にもかかわらず、いつも笑い話をしてみんなを笑わせようと努力していました。このような父の態度から私が感じたのは、人生を生きる上での理想的なバランスではないかということです。真面目なことは真面目にしなければなりませんが、父の、自分にとって大切な家族みんなを笑わせようとする努力によって、「思いやりと愛の表現としてのユーモア」を体験したのです。

父は、「人間は笑うことのできる唯一の生き物だ」とよく言っていました。それを聞いたとき私はすぐ、本当かどうか実験をしました。そのころ一二匹の猫を飼っていました。「吾輩は猫が好き」でした。（笑）その一二匹の猫を並べて、猫の前でいろいろな変な顔をしてみせたのですが、一匹も笑ってくれなかった。（笑）もしかしたら、みなドイツの猫だったから、ドイツ人と同じように頭が良くなくて、私の実験の目的を理解していなかったのでしょうか。（笑）

あるとき、四国にある大学の医学部でその猫の実験の話をしましたら、一人の医学生が手を挙げて、「先生、私の猫は笑う」と言ったのです。四国の猫は大したものですね。（笑）

にもかかわらず笑う

私がユーモアの重大さを再発見したのは日本に来てからです。一九五九年、まだ皆さんが生まれる前だと思いますが、私は貨物船で日本に来ました。そして最初の二年間、横須賀の田浦の栄光学園のキャンパスで日本語を勉強しました。そのとき、親切な日本の家族が、「おいしい日本料理を一緒に食べましょう」と、私を招待してくれました。その家族はフランス語もオランダ語もドイツ語もまったくできなくて、英語が少しだけ話せると聞いたとき、私は日本語がしゃべれないので行かないほうがいいのではないかと思いました。(笑)

でも日本語学校の先輩から言われました。日本語は意外に楽ですよと。ただ、大切なコツが三つあります。一番目は、よくうなずくこと。(笑) 二番目は、にこにこしてください。そして三番目に、たまに「そうですね」と言ってください。(笑)

そこで私はおいしいごちそうを食べながら、五分ごとに、「そうですね」と言いました。(笑) 奥さんの顔を見たら、とてもうれしそうな顔をしていましたから、なかなかうまくいっていると思ったのです。(笑)

ところが、ごちそうの終わりに、危機に陥りました。最後に奥さんが「お粗末さま」と言ったとき、(笑) 私はもう最後ですから、こころを込めて「そうですね」。(笑) そのとき奥さんの顔を見て、何だかちょっと合わなかったかなと思いました。うちへ戻って辞書を引いたとき、自分がどれほどばかなことを言ったか、わかりました。(笑)。

そのとき、ドイツ語の一番有名なユーモアの定義を思い出したのです。

「ユーモアとは、にもかかわらず笑うことである (**Humor ist, wenn man trotzdem lacht.**)」つまり、大失敗しましたが、にもかかわらず謙虚に自分の失敗を認めながら周りの人と一緒に笑い飛ばすことができれば、救いがあるという意味です。これでほっとし、救われた気持ちになったのです。

私はずっと上智大学で教えてきましたが、私の同僚七〇人ぐらいが外国人の先生です。彼らにはみな、変な日本語の失敗のストーリーがあります。ある先生は、バスに乗り、運転手さんに、「四谷に着いたら、私を降ろしてください」と言うべきところを、「四谷に着いたら私を殺してください」。（笑）幸いなことに運転手さんが言われた通りにしなかったので、彼はまだ生きていますね。別の先生は、デパートに行って、「魔法瓶を下さい」と言うはずでしたが、「未亡人を下さい」。（笑）私はおかげさまで未亡人を買った体験はありません。（笑）とても笑う気持ちになれないような失敗をしたときにさえも、「にもかかわらず」私たちは謙虚に自分の失敗を認めながら、共に笑うことができれば、そこには余裕が生まれ、救いがあるわけです。

ジョークとユーモアの違い

日本ではジョークとユーモアが同じ意味で使われていることが多いようですが、ジョークとユーモアを区別したほうがいいと思います。ジョークは頭のレベルの技術です。言葉の上手な使い方、タイミングの良さなどですが、きついジョークは避けるべきです。ジョークもユーモアになりえますが、相手を傷つけるような、きついジョークはユーモアではありません。それはやはり良くない。相手を傷つけるのはいけません。ユーモアは思いやりと愛の表現だと、私は解釈しています。

以前、中学校でのいじめや暴力問題が大きく取り上げられていたとき、私は東京近郊の中学校の校長先生のために、教育について話をしてほしいと頼まれました。私はいろいろなことを提案しましたが、その中で、もし中学校の先生がもう少しユーモアを持って教えれば、生徒さんはあまりいじめとか暴力を考えないのではないかと言いました。（笑）その後で、光村図書という中学校の「国語」の教科書を出す出版社から連絡をいただいて、「国語」の教科書のために「ユーモア感覚のすすめ」について書くように頼まれたのです。

その連絡を受けたとき、私の最初の反応は、「外国人が『国語』の教科書に文章を書くなんて冗談じゃねえのか」ということでした。（笑）教科書ですから、やはり文部科学省の認可が必要ですね。ですから、文部科学省は非常に真面目に私のユーモアを検定しました。（笑）ユーモアそのものは問題になりませんでしたが、最後のページが大問題になりました。

私は、著者紹介の美しい写真の下に、「アルフォンス・デーケン、ドイツ生まれ、上智大学教授」と書きました。これは普通でしょう。ところが文部科学省が大変心配したのは、中学生がこれを読んでみんな上智大学に入りたくなって、結果として慶應義塾大学や早稲田大学に行く希望者がまったくなくなるのではないか、ということでした。（笑）真面目な東京大学も困るでしょうね。ですから、安全第一で、「上智大学教授」を消しました。（笑）今書いてあるのは、「アルフォンス・デーケン、ドイツに生まれ、現在は日本で生活している」。（笑）それで、慶應も早稲田も安心しました。（笑）

ユーモアの表現として、言葉遊びのユーモアもたまにはいいのではないかと思います。アメリカには言葉遊びのユーモアがとても多い。一つ実例を挙げましょう。

リンゴは apple、ナシは pear でしょう。リンゴをナシにするのはどうしたらいいでしょうか。アメリカの答えは、リンゴをもう一個出せばペアになる。(笑) 英語でナシの pear と一対の pair はまったく同じ発音ですね。

でもこれを日本語に翻訳すると誰も笑ってくれません。(笑) どうしても翻訳したいなら、リンゴをナシにするのはどうしたらいいかというと、リンゴを食べてしまえばなし(ナシ)になります。(笑) 文字どおりですね。こんなことで相手を笑顔にできます。

私は、もう上智大学を首になりましたが、定年退職の意味ですが、七〇歳までフルタイムで教え、退職してからも毎日プールで泳いでいます。私は水泳でシニアオリンピックに参加したかったのです。前東京都知事の石原さんを個人的に知っていますが、彼に提案したかったのは、今度のオリンピックにはシニアオリンピックを付け加えてほしいということでした。とにかく私は出たかったのです。(笑) 残念ながら私の願いはかなわなかったですが。普通、オリンピックに出る選手はみんな、金メダルや銀メダルをとりたい。私は、ちょっと例外的に、金メダルや銀メダルでなくても、どう(銅)でもいいと思います。(笑)

私は、上智大学の卒業生から時々、大学構内にあるチャペルでの結婚式の司式を頼まれます。時間があるときは喜んで受けています。ところが結婚式後に講演の依頼が入っていることがたまにあります。そのようなときは、式の後、庭での写真撮影を少し遠慮することもあります。

あるとき、はじめに家族の写真を撮りました。私は、大阪で講演会が予定されていて、どうしても急いで東京駅に行って、のぞみに乗らないと間に合わなくなるので、少し焦っていました。ですから、ほかの写真は遠慮しますと言いたかったのです。でも、お祝いの写真ですから、「同級生と一緒に撮りますからデーケン先生も一緒に入ってください」とか、同じクラブのメンバーですから「デーケン先生も入ってください」と言われ、もうぎりぎりになったとき、私は二人に言いました。

「ロンドンと東京の主な違いをご存じですか」。「いや、わからない」。「ロンドンには霧が多いけれども、東京はきりがないです」。(笑)そしたら二人はすぐにわかって、最後の写真にしてくれました。(笑)同じ断るにしても、このように言えば、相手を嫌な気持ちにさせないですみます。

このようにいろいろなユーモアの表現もありますが、微笑みや笑顔もとても大切だと思います。これは無言のコミュニケーションです。私は時々看護師のためにも講義をしますが、次のような例を挙げて、微笑みの重要さを説明しています。

看護師さんが四人部屋の病室に行って、一人の患者さんのために点滴をチェンジします。看護師さんはいつもとても忙しいですから、ほかの三人の患者さんとはゆっくり話す時間がありません。そんなときでも、微笑みとか笑顔によってその三人に挨拶することはできます。顔を合わせて微笑むことには時間もかかりませんし、三人はとても喜ぶでしょう。ですから、微笑みや笑顔を絶やさないことが大切なのです。笑顔を返してくれる相手とは、やはり温かい関係にすぐなれるのではないかと思います。

今日の社会では、ユーモアは今までになく大切なものとなってきています。ユーモアは張りつめた雰囲気をほぐし、楽しいものに変える魔法であります。ユーモアは、緊張を和らげ、その笑いを共に楽しむ人々の間に、温かい気持ちを通じ合う関係をつくり上げることができます。笑いながら同時に腹を立てることは不可能でしょう。やってみてください。（笑）できないでしょう。デーケンもでけん。（笑）ですから、私たちは一緒に笑いましょう。

死とユーモア

私はこれまで、「死について」とか、「死への準備教育」、あるいは「ホスピスについて」など多くの本を書いてきました。『よく生き　よく笑い　よき死と出会う』（新潮社、二〇〇三年）という本を出したとき、ある人から「死とユーモアは関係があるんですか」と聞かれました。実はアメリカで、死とユーモアの関係について、こころに残る体験があったのです。悟ったとも言えるような体験でした。

私の友人のお母さんが九一歳で亡くなりました。彼女は一一人の子供を立派に育てました。医師の判断で、あと二時間半ぐらいで死を迎えられるでしょうと言われました。そのとき、一一人の子どもとお孫さんの全員が病室に集まっていました。長男はカトリックの神父でした。彼はみんなに、「お母さんは昏睡《こんすい》状態でもう話すことはできませんが、私たちは母のために祈りましょう」と言って、病室の中でカトリックのミサを立てました。

ミサが終わったとき、お母さんが突然目覚めて、「わざわざ私のために祈ってくれてありがとう。ウイスキーを飲みたい」と言いました。(笑)彼女はこれまでウイスキーを飲んだことなどなかったので、みんなにとってはショックなことでした。誰かが慌ててウイスキーを探しました。そしてお母さんは少し飲むと、「ぬるいから少し氷を入れてください」と言ったのです。そしてみんなが時計を見たら、医師が告げた時間まであと一時間ほどでした。(笑)亡くなるはずなのに、今、氷の心配をするなんて信じられなかったので、お母さんが変になったのではないかと考える子どももいました。でも、誰かが氷を捜してきてグラスに入れました。そうすると、お母さんは、「おいしい。おいしい」と言って、全部飲んでしまいました。

その後でお母さんがまた言ったことには、「たばこを吸いたい」。(笑)みんながまた時計を見ると、あと三十分で死ぬ予定なのに。(笑)そこで、長男が勇気を出して、「いや、お医者様がたばこはだめだと言っていますよ」とお母さんに言いました。お母さんの返事は、「死ぬのはお医者さんではなくて私なのだから、たばこをちょうだい」。(笑)そしてお母さんはたばこを吸い終わって、家族みんなに感謝して、「天国でまた会いましょう」と言いながら、横になって死にました。

そのとき、もちろん、家族にとって母親の死は悲しいことでしたが、子どもたちは次のように解釈して、悲しんだ様子を見せませんでした。お母さんはこれまでの生涯でウイスキーを飲まなかったし、たばこも吸わなかったのに、死ぬ前になってわざわざ飲みたいということはありえないでしょう。変でしょう。お母さんは一一人の子供を立派に育てて、ずっと人のために生きてきたのです。お母さんは、今や自分が無力で、子どもたちやお孫さんのためにもう何もできないということで悩んでいたのでしょう。そのときお母さんが悟ったのは、できるのはただ一つ、笑い話を残し、ユーモアによって最後の愛を示すということです。本当にこのお母さんの深い愛に私は感激しました。

普通の人間はそこまで考えて行動しません。死期が迫っているとき、自分のことで精いっぱいです。けれどもこのお母さんは、最後まで子どもやお孫さんのために何か残したかったのでしょう。そこで笑い話を残したということです。

でも皆さん、誤解しないでください。今日の午後早速、患者さんにそろそろウイスキーを、あるいはたばこを勧めようとは思わないでください。(笑)もし私たちが、最後までわがままにならずに周りの人の気持ちを大切にすることができれば、例えばユーモアや笑顔を示すことができれば、それこそ、最後まで人間らしい生き方であると同時に、人間らしい死に方ではないかと思います。

おわりに

私たちの人生はある意味、喪失体験の連続です。さまざまな試練に出会います。長い人生の中で一番苦しい試練は何でしょうか。私は、愛する身近な人の死と自分自身の死に直面することではないかと思います。遺族が味わう苦悩の数々は、誰もが経験せざるをえない、人生の一過程です。しかし、その喪失体験は、心身に思いがけない悪影響を及ぼすことが多く、周囲からの対応には細心の配慮が必要です。

そして、死別の悲しみをただ受け身のままに過ごすのではなく、積極的にその喪失体験を乗り越えていってほしいと思います。配偶者が亡くなったとき、しばらくの間、笑えないですね。私はこれまで多くの死別を体験した方と話した経験から、立ち直りの過程において、失ったユーモアを再発見することも課題の一つだと考えています。

遺族の立ち直りのためにもケアの担当者が必要です。私には今、大きな夢があります。それは、日本全国のすべての病院に死別と悲嘆のケアの専門家を置き、現在、死に直面している患者さんの家族のために、週に二回ぐらいは悲嘆の説明、そしてケアをしてほしいということです。悲嘆についての話の後で、患者家族同士の分かち合いの場もつくってほしいですね。

つまり大抵の人は、悲嘆は相手が死んでから始まると思っていますが、実は、患者さんの家族は愛する人の病がもはや治らないと医師から説明を受けたときから、予期される悲嘆(anticipatory grief)が始まるのです。そのときに悲嘆について学んでおけば、愛する人との死別後にもっとうまく立ち直ることができると思います。これは、貴重な予防医学にもなると考えます。

また、死について普段から家族の間で話し合ってほしいと願っています。私は遺族の話を聞く機会が多いです。その話の中で、こころを痛めていることは、家族の中での遺産をめぐる争いについてです。ある弁護士さんからも夫を亡くした奥さんがとても困っていることを、裁判にまで持ち込まれることも多いとお聞きしています。そうならないためにも話し合ってほしいのです。それは家族への愛の表現とも言えます。

例えば、ご主人は死ぬ前に葬儀について具体的なことは何も言いません。そうすると、誰に葬儀について連絡したほうがいいのか、わかりませんね。夫は葬儀について何も言わなかったから、どう対応していいかわからず、莫大なお金をかけてしまって、後悔し、悩んでいる人もいます。

葬儀屋さんは結構上手にお金を遺族から引き出しますね。お奨めの花とかを見せて、高いお花を使わせたりします。私はたまたまそのような場面に出くわしたことがあるのです。私の教え子が亡くなり、奥さんも教え子でしたから、一緒に相談に乗ってほしいということで、葬儀屋さんとの打ち合わせのときに奥さんのそばに座っていました。お棺の写真を見せて、安い棺もありますが、大切なご主人様のためですからということで、一番高い棺を選ばせました。そして、棺の周りに飾る花を見せて、最初の写真はお花が少なかったのです。これは料金が安いですが、ちょっと寂しいですねと言い、寂しいと言われると、奥さんはすぐ反応して、次のたくさんの花がある写真を見て、すぐそれに決めました。もちろん、その場では奥さんは嬉しく思ったかもしれません。問題は三週間後に請求書が来たとき、いかにお金を使ったことか、ばかだったと思うことです。そうならないように、夫が亡くなる前から葬儀について奥さんに、「あまりお金をかけなくてよい、高いものを使わなくてよい」と言っておいたら、奥さんは判断しやすくなります。

死について考えることは何もニヒルなことでも暗いことでもありません。私たちは生きる時間が限られていることに気づけば、毎日をもっと大切にするようになると思います。人生をどのように生きるか、限られている時間をどう有意義に過ごすかを考えることはとても重要です。

私のもう一つの夢は、「生と死を考える日」を設けること。年に一回でもいいですから、日本の中学校・高等学校で、生や死、悲嘆、ホスピスについて考える日を設けましょうということです。ホスピスの医師や看護師、また遺族の人を招いて話を聞き、深く考えてほしいと思うのです。そのことがスピリチュアリティについて考えるきっかけにもなることでしょう。

(二〇一五年四月二十四日、聖学院大学ヴェリタス館教授会室での講演に加筆)

心身の病とたましいのケア

――大切だけれど忘れがちなこと

田村　綾子

はじめに

最初に、自己紹介をさせていただきます。私は今、聖学院大学の人間福祉学部人間福祉学科で、社会福祉士や精神保健福祉士という福祉の仕事をする人たちの養成に携わっております。それ以外に、非常勤で、日立製作所の社員の方のメンタルヘルスを扱う部署で、相談に乗ったり、職員の方たちの研修を担当しております。

それから、今日、この話をさせていただく私の背景を申し上げます。私は、大学を卒業後、精神科の病院で、精神保健福祉士というソーシャルワークの仕事を通して、心が傷ついた方々のケアを十六年間してきました。

それから、家族の看取り経験があります。私の夫ががんになって九年前に亡くなりました。そのときの看取りです。

私は、そんなに年には見えないようで、人からは気の毒にと言われます。もちろん私もそう思いますが、今は、夫との死別は特別なことではなかったと思っています。というのは、人は誰でも必ず死ぬわけで、それがいつ来るか、どういうタイミングで自分の周りの人が死ぬかというのは、自分で決めることはできませんから。あるべきことが早めに起こったと思っています。

ただ、そう思えるようになるまでには、やはり少し時間がかかりました。それを今日、特にお話しするわけではありませんが、そういう背景も話の中に出てくるかもしれません。もしかすると、この中にも同様の経験をお持ちの方がいらっしゃるかもしれません。もし、おつらくなられた場合にはぜひ気兼ねなく、いったん席を外していただければと思います。

夫が亡くなり、夫が行っていた教会で葬儀をしました。その葬儀が終わってから私も教会に行くようになり、少しして牧師の先生からお声がけをいただいて洗礼を受け、それ以来、キリスト教の信徒としての生活を送っています。

スピリチュアルケアに関しては、実はまだ勉強を始めて二年ぐらいしかたっていません。窪寺俊之先生が代表をされているスピリチュアルケア研究会に入れていただいて、本当に勉強をさせていただく側です。今日は、その勉強の途上で私が考えたこと、気がついたことを話させていただこうと思っています。

精神保健福祉士とは

◆前身は精神医学ソーシャルワーカー(Psychiatric Social Worker: PSW)

◆終戦直後より、精神科医療チームの一員として、患者の社会復帰に携わってきた

◆医療と福祉にまたがる職業特性から国家資格化には時間を要し、1997年に精神保健福祉士法が制定されるまでは無資格の職業

◆現在の資格登録者数は6万人を超え、推計約2万人が現業に従事

◆主な職域は、精神科病院、行政機関、地域生活支援事業所(相談／就労／生活訓練等)、司法関係機関、教育機関、企業等

図1

精神保健福祉士の仕事

精神保健福祉士の仕事をしてきたと申しましたが、具体的にどんな職業なのかをあまりご存じない方も多いかと思い、図1にまとめました。国家資格としての精神保健福祉士が誕生したのが一九九七年と比較的新しく、まだそれほどメジャーではない仕事だと思います。今、全国での資格登録者数が六万人ほどで、そのうちのおおむね二万人程度の方が実際に仕事をしていると推計されています。

それよりも昔から、精神科の病院には、精神医学ソーシャルワーカーという名称で同様の仕事をしてきた人たちがいましたが、やはりきちんと体系だった勉強をして、国家試験も設けて資格をつくるべきではないかということで、後からできた資格が精神保健福祉士です。

私自身、大学卒業後、最初に精神科の病院に就職しましたが、そのときには国家資格はありませんでした。

精神保健福祉士として大切にしていること
――支援における価値――

◆実践の原理の中心としているのは「自己決定の尊重」
◆精神障害者の障害特性や処遇の歴史、置かれている環境に配慮する
◆「あなたのご自由に」ではなく、共に行う
◆かかわりによって意思を引き出してゆく、当事者の「自分探し」の旅路に伴走する
◆当事者がどうしたいのかをくみ取る力が重要
　→・相手の反応を待つ力や刺激し引き出す力
　　・当事者の言動行動を観察して推察する力
◆相手を「生活者」としてとらえる

図2

ただ福祉を勉強してきた者として無資格で仕事をしてきました。働いて七年ほどたったころに国家資格ができ、勉強をし直して受験しました。

その当時は、ほとんど精神科病院にしかいませんでしたが、現在は、先ほど私も言いましたように、企業に採用される方も出てきています。聖学院大学では、障害のある学生さんたちの支援のための部署があり、そこにも精神保健福祉士を二名配置しております。

それから、行政機関や司法機関、罪を犯して社会復帰支援が必要な方々の更生施設、あるいは就労支援や生活訓練のためのサポートをする施設など、さまざまなところで働くようになってきています。

そういった精神保健福祉士が大切にしていることを図2にまとめました。

第一に挙げるのは「自己決定の尊重」と言われるものです。その人がどうしたいと思っているかを最も大切にしながら支援をするという立場です。ですから、

こちらからこうしたほうがいいとか、こうするべきだ、こうありなさいと押しつけるのではなく、その方自身がどうありたいかということを丁寧に聞いて、その道筋に沿って支援するという役割をとろうとしています。

ただ、中には、精神に障害があって、自分が一体どうしたらいいのかよくわからない、わからないからこそ悩んで立ちすくんでしまっている方が少なくありません。その方たちとかかわって、実際どうしてみたいんだろうね、こういうふうにしてみたいのかな、それともやっぱりこっちかなというふうにいろいろ試してみたり、相談しながら考えていきます。そういうことを通して、その人が徐々に自分を見つけていく、自分を表現する言葉を見つけていく、そういったプロセスを共に歩むことを大切にしています。

ですので、その方がどうしたいのか、言葉を聞きながら、行動を見ながら、その中には意識していない行動もあると思いますが、そこにも目を向けながら、どうしていきたいのかをくみ取るような力は必要だと思っています。

最後の、相手を「生活者」としてとらえる。これは、病気があるとか障害があるといった一面だけを見るのではなく、その人が、今この町に、この家に、あるいはこの施設に生活している、この人にはこの人の暮らしがある、ということをいつも大切に思って、それを大事にしながら支援するという視点を持つということです。

今日は、心身の病が人にどのような影響を与えるのかということと、それに対するケアについて、個人的な体験から思うことも含めて話させていただこうと思っています。そして、宗教的なケアとスピリチュアルケアの関係についても少し触れることができればと考えております。

■心身の病が人に与える影響とそのケア

はじめに、「心身の病が人に与える影響とそのケア」についてお話しします。

〈こころ〉と〈からだ〉と〈くらし〉の相関

図3に「心身の防衛反応」というタイトルをつけていますが、人は何か刺激を受けると無意識のうちに体のいろいろなところが反応するということについて、あらためてここで整理しています。例えば、自分に脅威を与えるようなものに遭遇して逃げようと思ったり、集中して力を発揮しようと頑張ったりするときに、それが主に自律神経系と内分泌系に、脳の中に伝達されていきます。これはもちろん、私たちが意識してやるのではなく、無意識のうちにそのようなことが起こるわけです。

自律神経は、私たちの意思に関係なく体の中で動いている神経の作用のことですが、この自律神経には交感神経と副交感神経の二種類があります。特に活動をつかさどる交感神経系が優位に働くのが、

心身の防衛反応
——無意識に体は反応する——

脳が出来事や場面を、「自分に脅威を与えるもの」と判断
⇒自律神経系（交感神経／副交感神経）や内分泌系（ホルモン）に伝達

交感神経系（活動）が優位		**副交感神経（休息）が優位**
⇒心身は戦闘態勢を整える	⇔	⇒心身はリラックスできる
鳥肌が立つ、瞳孔が拡大、血管が収縮する、鼓動が速まる、胃腸の働きが止まる、消化活動が止まる		瞳孔が縮小、鼓動が緩やかになる、消化液を分泌する、消化が促進される、生殖器の血管が広がる

図３

自分に脅威を与えるとか、大変だとか、急がなければとか、ここは頑張るぞと思ったときです。ですから日中は、この交感神経系が優位に働いていて、しっかり起きて、いろいろな刺激を吸収したり、それに合わせて行動しようとする力が働くわけです。

怖い思いをしたり、大変だというときに鳥肌が立ったり、瞳が大きく開いたりするのは、人間も一つの生物ですので、動物的な反応と言われています。戦闘態勢に入ると相手を威嚇しようとして、動物だと毛を逆立てて自分の体を大きく見せますが、その名残で人の体にも鳥肌がわーっと立つようです。それから、瞳が大きく開くのは敵をしっかり見据えるためで、目がぱっちりあきます。

もし襲われて、傷つけられて血がたくさん出てしまうといけないので血管が収縮したり、体のあちこちまで血液を行き渡らせたいので心臓が速く動いて鼓動が速まります。そういうときはおなかをすかせている場

合ではありませんから胃腸の働きが止まるとか、そういったことが反応としてあらわれます。

他方、こうした緊張が解かれたときに優位に働くのが副交感神経で、こちらが優位に働いてくると心身はリラックスできます。ゆったりしてくるので、鼓動も緩やかになりますし、おなかがすいてきたりします。会議などでの緊張状態が終わったあとに、「ああ、おなかすいた。今日そういえば何も食べてなかったよね」などということがあるのも、それまで優位に働いていた交感神経に替わって、副交感神経が働き出すことによってリラックスした状態になるからだそうです。

こうして人間はバランスをとっているわけですが、激しいストレス状態とか、交感神経がずっと働きっ放しのような状態になってしまうととても疲労しますし、その状態が続くことによって心身にたくさんの悪い影響が出てきます。

ここで、体や心、病気ということについて、いくつか例を見てみましょう。

例えば五十代の男性、Aさん（図4）。最近、脇腹が痛む。そのため、どこか悪いのではないかと心配でたまらない。何日も心配していてだんだん眠れなくなってきてしまった。不安にさいなまれて集中力や思考力も落ちてきた。そして、とうとう、うつ状態に陥ってしまった。もともとは脇腹の痛みだったのですが、それが心の病にまでつながっていってしまう可能性もあるということです。

病は気からという言葉もありますが、気からだけではなく、先に体に何か不調があって、それを思い悩み過ぎて今度は精神のほうにも不調をきたすということもあるわけです。

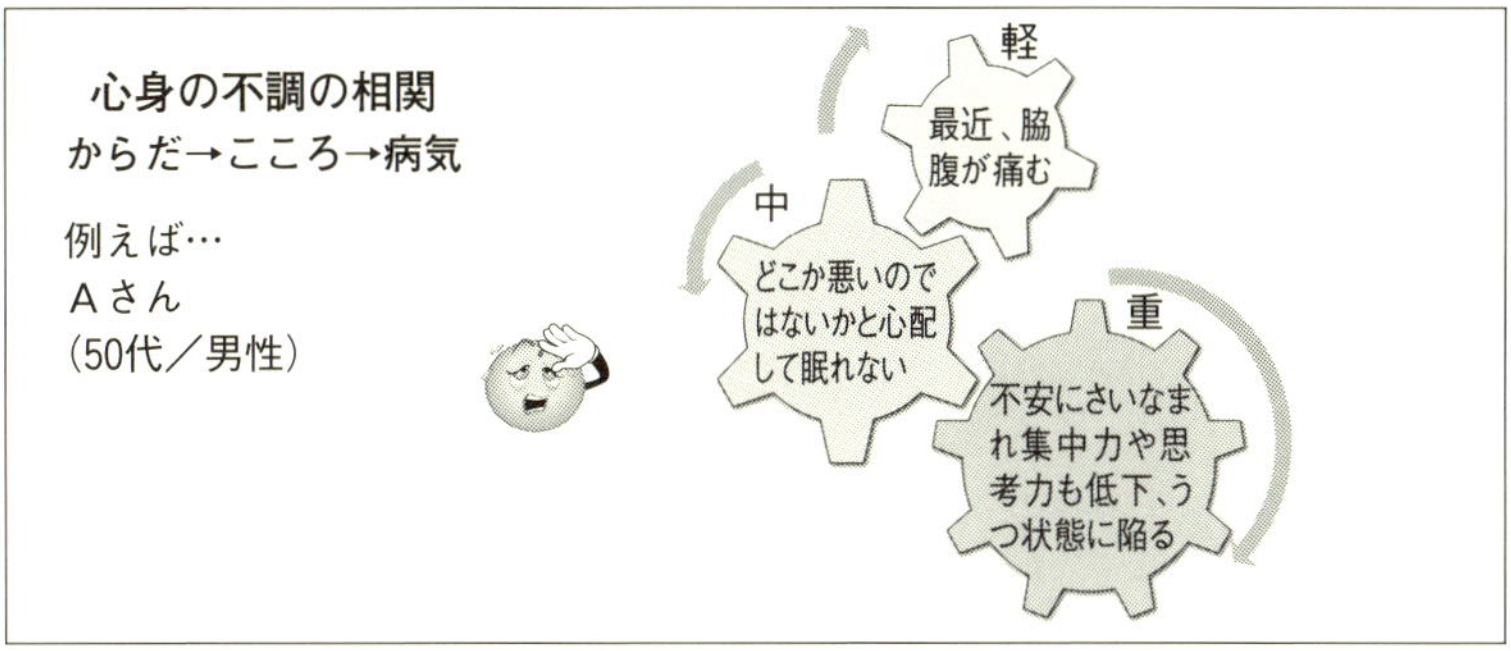
心身の不調の相関
からだ→こころ→病気
例えば…
Aさん
（50代／男性）
軽
最近、脇腹が痛む
中
どこか悪いのではないかと心配して眠れない
重
不安にさいなまれ集中力や思考力も低下、うつ状態に陥る

図4

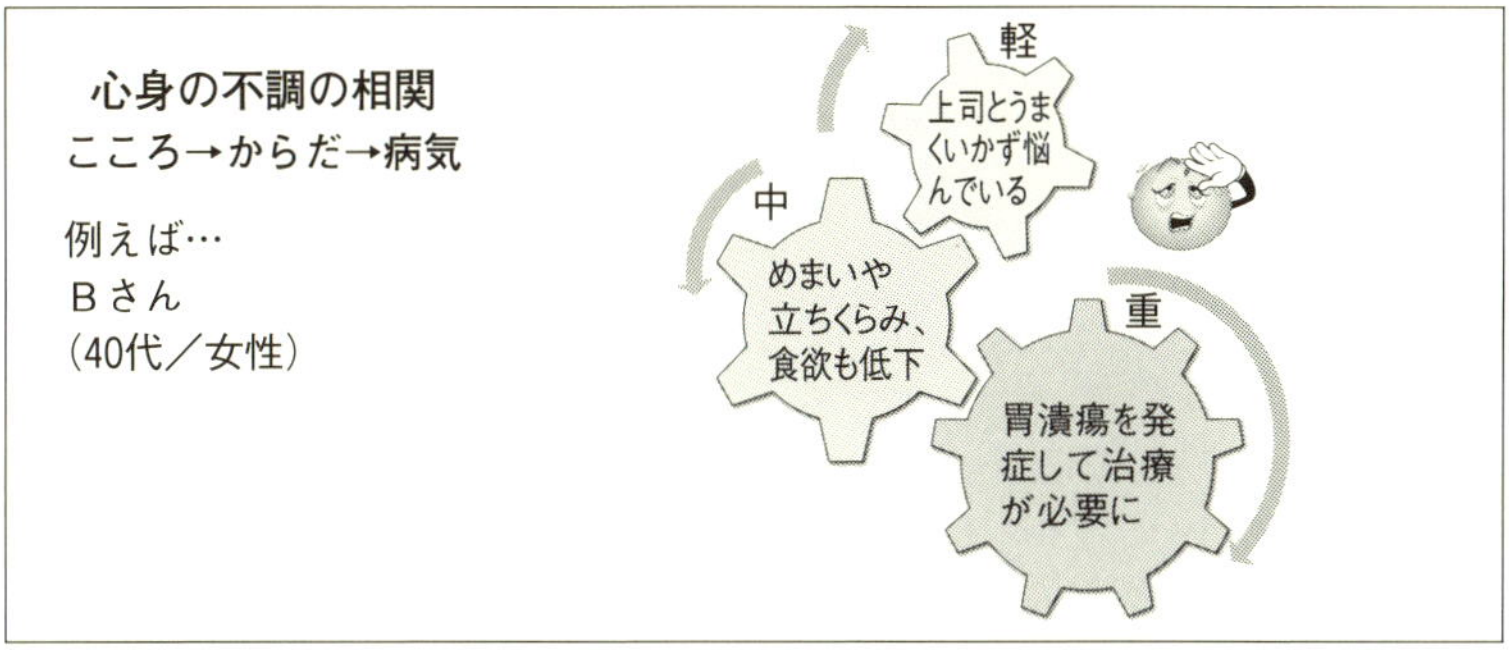
心身の不調の相関
こころ→からだ→病気
例えば…
Bさん
（40代／女性）
軽
上司とうまくいかず悩んでいる
中
めまいや立ちくらみ、食欲も低下
重
胃潰瘍を発症して治療が必要に

図5

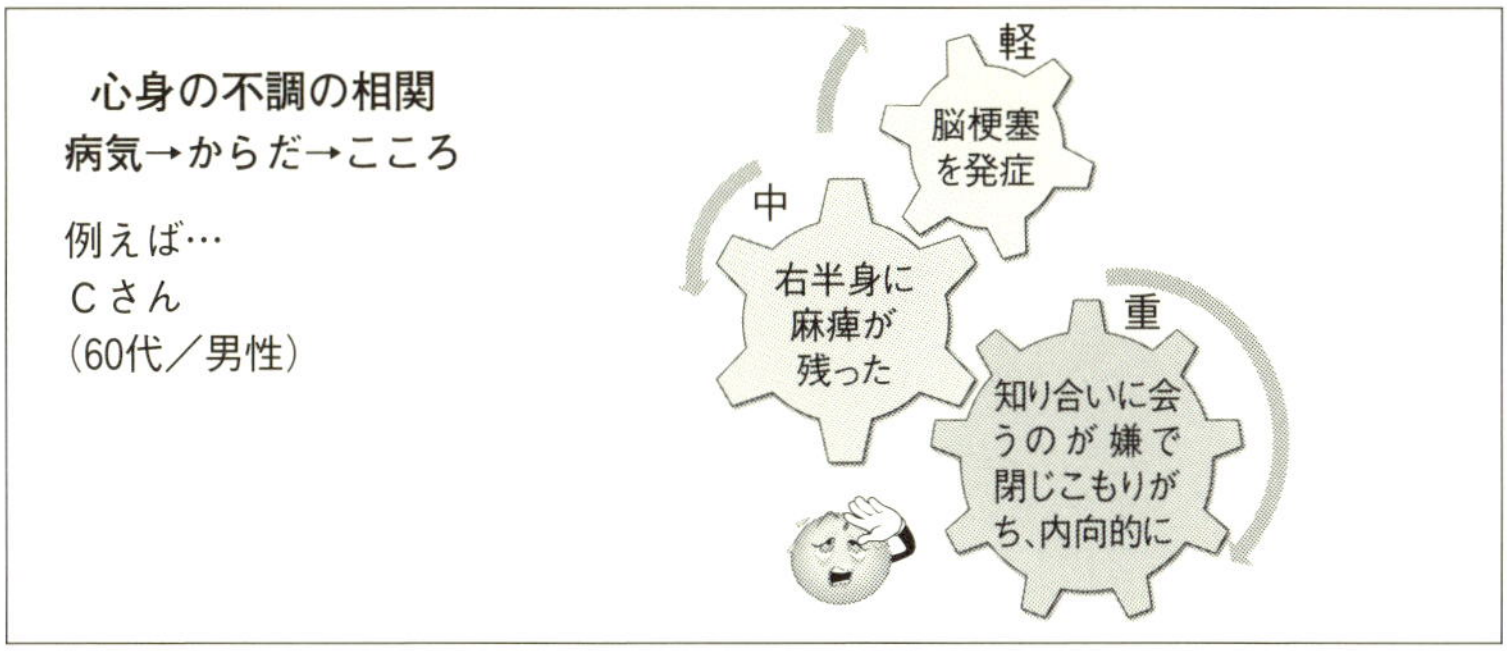
心身の不調の相関
病気→からだ→こころ
例えば…
Cさん
（60代／男性）
軽
脳梗塞を発症
中
右半身に麻痺が残った
重
知り合いに会うのが嫌で閉じこもりがち、内向的に

図6

〈こころ〉と〈からだ〉と〈くらし〉の相関

- こころとからだはつながっており、どこかの不調は他へ連鎖する
- 見えにくい"異常"の場合、周囲からの理解を得にくい
- 自分でもその状況に気づかない、気づいてもどうしてよいかわからないかい間に状況は増悪
- 普段どおりの生活を送れなくなる

図７

また別の例として、上司とうまくいかなくて悩んでいる四十代の女性、Ｂさん（図５）。この方はそのことに悩んでいるうちに食欲が落ちてきたり、目まいや立ちくらみがひどくなってきた。その状態が続くうちに胃潰瘍を発症して、治療が必要になってしまった。これは、心の悩みのほうが先に深くなり、体まで実際に具合が悪くなってしまったという例です。

三つ目。六十代の男性、Ｃさん（図６）。脳梗塞を発症しました。右半身に麻痺が残りました。その麻痺が残った姿を人前に出したくなくて、知り合いに会うのが嫌で閉じこもりがちになってしまう。内向的な気持ちになってしまう。病気というわけではありませんが、気持ちにも影響が出てくる。最初に病気があって、それが体を余計に悪くさせていき、さらには心にまで影響していく。こんなふうに、心と体は影響しあっているのです。

図７に「〈こころ〉と〈からだ〉と〈くらし〉の相

関」としてまとめました。心と体というのはそもそもつながっていて、どこかの不調がその他のところに連鎖するのですが、その異常事態が見えにくい場合には周囲の理解を得にくいのかもしれません。あるいは、自分でその状況に気づかなかったり、気づいてもどうしていいかわからないでいる間に、状況がどんどん悪化してしまうこともあります。そして、普段の生活が送れなくなっていきます。病気をすると途端に普段どおりの生活が送れないということは、多分ここにいらっしゃる皆さんも、多かれ少なかれ体験されたことがあると思います。

例えば今、インフルエンザがはやっていますが、高い熱が出て、薬で熱は何とか下がっても、その後しばらくだるさが残って、何かやる気が起きないとか、会社に出ていくのがつらいとか、食欲がないということはあるでしょう。それは、体だけではなくて日常生活にも影響が出てくるということです。

私も、今日のこの講演の前に、体調をくずして立てないとか、風邪を引いて声がよく出ないとか、そういうことになってしまうといけないので、やはり気になりました。

そのように何か一つ体の不調が起これば、そのことでスケジュールが変更されたり、予定していたとおりの行動がとれなくなったり、そのことによってまた余計な工夫が必要になったり、たくさんの苦労を背負い込むことになると思います。ですから病気は、その病気のつらさ以外に、暮らしにもいろいろな面で影響を与えることを忘れないようにしないといけません。

これは自分が体験しているときはわかりますが、人をケアするときにも、その病気の部分、つらい部分だけを見るのではなく、それがこの人の実生活にどのように影響しているのだろうか、そのことによっていろいろな困り事が起こってはいないだろうかと考えることが大切なのではないかと思います。意外と忘れがちなところかもしれません。

ストレスと心身の仕組み――セルフケア

もう少し具体的に、図8に「ストレスと心身の仕組みについて」を整理してみました。ストレスの状態が長引いたり、あるいは強いストレスを受けたりすると、心や体、それから行動面にさまざまな反応が出てきます。

ストレスを抱えた状態が心に影響すると、不安感とか心配な気持ちや焦りを感じて、落ち込みます。それから不安でいる自分をちっぽけな存在と感じたり、周りとの間に距離を感じて孤独感を持つようになったり、さらに悪くなっていくと、死にたい気持ちが出てくることもあります。

また、行動面で反応が出やすい人は、キレやすくなったり、怒りやすくなったりします。やる気が起きない、あるいは具体的にお酒やたばこの量が増えてしまう、身なりを構わなくなるということも起きるかもしれません。女性ですと、お化粧の色合いがとても薄くなったり、あまりお化粧をしなくなってしまったり。男性ですと、ひげをきちんとそらなくなることもあります。おしゃれでひげを伸ばしている人はいると思いますが、そういうことではなくて、不精ひげが伸びていたりすることもあ

ストレスと心身の仕組みについて

ストレス状態が長引いたり、強いストレスを受けたりすると、心や体、行動にさまざまな反応が出現する

心	●不安、心配、焦り、落ち込み、無気力、孤独感、マイナス思考、死にたい気持ち
行動	●キレやすくなる、やる気が起きない、お酒やたばこが増える、身なりを構わない、ミスが増える、転びやすい
身体	●動悸、肩凝りや腰痛、目まい、手足のしびれ、疲労感、食欲異常、悪夢、消化器症状、性欲低下

図8

ります。

それから、普段は普通に通れている道を車でうまく通れなくてぶつけてしまったり、あるいは転びやすかったりと、不注意なことが起きやすくなります。

体に症状が出やすい方ですと、動悸《どうき》がするとか、肩凝りや腰痛が起こるとか、目まいや手足のしびれ、あるいは食欲異常など、体のいろいろなところに反応が出てくることもあります。ひどい場合ですと円形脱毛になったり、胃潰瘍、十二指腸潰瘍になったりします。

先ほどもご紹介しましたが、ストレスが心や体に与える影響にはいろいろなものがあります。

自分が特にどういう反応が出やすいかを知っておくことによって、ケアはしやすくなります。こうした反応が出るのは決して悪いことではなく、今つらい状態にあるよ、ちょっとストレスがたまって厳しいよと、自分の中で自分がサインを出してくれているのです。

ですからそこに気がつけば、ああそうだ、ちょっと

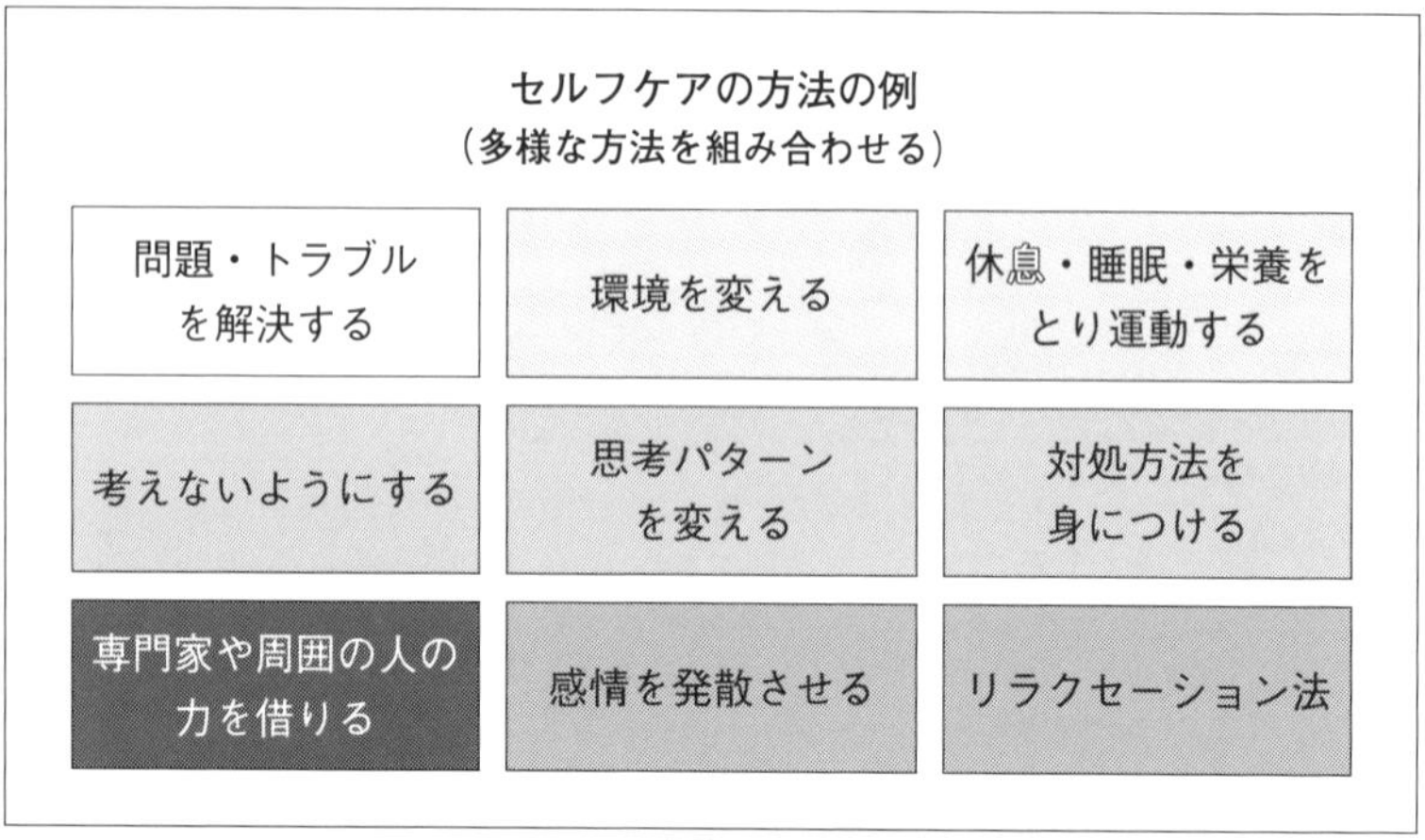

図9

自分はあのことを悩み過ぎているかもしれないとか、これが意外にやはりショックだったのだとわかります。気がついて、そこから距離をとってみようとか、少しゆっくり休みをとってみようとか、そういう対処をするためのきっかけとしてのサインと思ったほうがいいのです。ですから、小さなサインを見逃さないようにすることがとても大切だと思います。

　ほかにもいろいろセルフケアの方法はあります。ストレスのケアとしていくつか図9に挙げておきました。もちろん一番良いのは、問題やトラブル自体を解決してしまうことだと思います。ただ、それができないので悩むことが多いのが現実かもしれません。

　そこでちょっと環境を変えてみるとか、考え方を変えてみる、感情を発散させるなどや、そのストレスに対して、いい機会だから自分のスキルアップのために対処方法を身につけるという前向きな取り組み方もあるかもしれません。

休息、睡眠、栄養をしっかりとって運動することも人間が生身の生き物だということを考えると、そのケアをきちんとしてあげるのはとても大事なことです。一週間は七日間ありますから、その中の一日ぐらいはお休みをとる、夜はきちんと睡眠をとる、もちろん栄養も十分にとる必要があります。

ここで休息の「息」という字だけ色を変えましたが、息を整えることが実はすごく大事です。またあとでもお伝えしますが、「息」という漢字をよく見ると、「自分の心」と書いてあります。息が乱れるとか、息が苦しいときは、大体自分自身の心が苦しくなっているときではないでしょうか。ですから、自分の息によく目を向けることも大事かと思います。

右下に「リラクセーション法」と入れておきましたが、リラクセーション法にはヨガや瞑想《めいそう》、音楽療法などいろいろなものがあります。この中の一つに「呼吸法」があります。自分の呼吸だけをしっかり意識して、そして深い呼吸をする。数を数えながら息を吐いて、ほかのことは何も考えないでそこに集中していくと、自分の内側に神経が向きます。自分の気持ちに神経を集中させるのです。

そうやって外の刺激から自分を遮断して、自分自身のことだけを考える時間を持つようにすることによって、周りの状況や刺激にすごく翻弄《ほんろう》されていたり、それに追われるようになっている自分を、そこから切り離すことができます。これも簡単にできる一つのストレス解消法になりますので、覚えておくといいのではないかと思います。

あるいは、左下の「専門家や周囲の人の力を借りる」。先ほど言った感情を発散させるなどというのも同じですが、一人だけでやるのではなく誰かの力を借りることも重要ではないかと思います。

喪失体験のもたらすもの

ここでいくつか、事例を紹介させていただきます。いずれも、複数の事例を織り交ぜて、個人が特定できないように加工しています。

仕事を失くす

はじめにご紹介するのは、ハローワークで数年前に行った「ワンストップ・サービス・デイ」の場面でのことです。ワンストップ・サービス・デイというのは、仕事を求めてハローワークに来られる方に対して、就職の問題だけではなく、借金問題や離婚問題、法律問題、土地の問題などや心の健康、それから生活保護の申請などさまざまなことを一括して相談できるように、多職種の専門家をハローワークに配置して行うサービスのことです。以前私も、心のケア担当で、そのブースに座っていたことがあります。そのときに来られた方の話です。

一人目は三十代の男性のDさん。リーマン・ショックの影響でリストラされ、奥さんとお子さんが三人いらっしゃったのですが離婚されていました。実家にみんなを帰して、今、ローンのある自宅でのひとり暮らしをしているということでした。リストラされてしまったので、次の仕事を探さなければなりませんでした。その方がおっしゃったのは、「家族がいなくなってしまった自宅の風景にはちっとも慣れることができません。田舎の家族に今の自分を見せたら心配をかけるだけだと思う。だから頼ることはできない」ということでした。そして、「お酒の量が増えています。夜なかなか眠れないので、飲まずにいられない。もともとお酒が結構強いほうでしたが、その量がどんどん増える。でも酔ったところで、ぐっすり眠れて気持ちがよくなるわけではなく、不安はやっぱり消せない」ということでした。このため、心のケアの相談に来られました。病気になるのではないか、アルコール依存ではないか、もしくはうつなのだろうか、ということでした。

次は五十代の男性のEさんです。この方はかつて、ちょっと名前の知られた雑誌の編集長をしていた方でした。私もよく知っている雑誌でしたが、廃刊になりました。今は臨時職員で年末までは働けることになっているが、その後の当てが何もないということで、仕事を求めていらっしゃいました。

結構華やかな世界で仕事をされていましたが、そのころ働いていたときの友人とは、「今のこんな惨めな自分の姿では会うことはできません」とおっしゃる。だから、どうしても交流が減ってしまって閉じこもりがちということです。

そして、この人は、編集の仕事にすごくやりがいや生きがいを持っていたので、「仕事を失うことは自分を失くすことに等しい」とおっしゃっていました。「自分がいてもいなくても世の中に変わりはないですよね、もう死にたいです。実はさっきも歩道橋を渡ってくるときに、ここからもう飛びおりてしまおうかなという思いがあった」とも。涙ながらに話をされました。

家や家族を失くす

また、別の場面での事例のご紹介です。東日本大震災が起こった年の夏休み、心のケアのボランティアで福島県の南相馬市に一週間弱滞在し、住民の心ケアにあたる町の保健師さんのサポートをしました。仮設住宅や避難所、ご自宅を訪ねてお話を伺い、必要に応じて地元の診療所につなげたりしました。そのときに出会った方はたくさんいらっしゃるのですが、その中からお二人ご紹介します。

一人目がFさんという五十代の男性で、避難所でお会いしました。原発避難区域にひとり住まいをして、仕事もしていました。今から何時間後にもう出なさいという町の放送がかかったとき、聴覚障害があるためにそれが聞こえませんでした。もう出るよというときに、お隣の方が声をかけてくださって、車に乗せるだけは乗せてくれた。でも、荷物は何一つ持ち出すことはできませんでした。それで今も避難所生活中という方です。Fさんには実はお兄さん夫婦がいるけれども、「自分が世話になると迷惑をかけてしまう。だから、自分はずっと避難所でいい」とおっしゃっていました。

震災が起こったのは三月で、四月には避難所がもう開いていました。私が行ったのは夏ですから、自宅に帰る人もいましたし、仮設住宅に移っていく人もいました。よその地域に移っていく人もいて、避難所はだんだん空いてきている時期でした。そして、九月半ばには学校の新学期を迎えるので、もうそろそろ避難所から出なければならない状況になりつつありました。でも、「ここから出て行くといってもね」という感じでした。

「ほんとは大事な物も持ち出したかったよ、放送がちゃんとわかればね。自分のとこにも届けば。

見ず知らずの人たちの中で、自分の持ち物が全然ないのは惨めだよ」とおっしゃっていました。

避難所にはたくさんの支援物資が寄付されていますから、着るものに困ることはないのですが、Fさんは、自分のものではないものばかりを身につけていました。避難所は大きな体育館でしたが、段ボールで仕切った中は仮の場所でした。「全然自分の安心できる場所ではない」とおっしゃっていました。

この方は近くの工場で働いていたということです。その職場ではよくしてもらっていたけれど、津波で会社は流されてしまって、社長さんも見つかっていないとおっしゃっていました。

それからもう一人、六十代の女性のGさんです。この方のところは避難準備区域で、ご自宅までお訪ねした方でした。夫と離婚して三人のお子さんと暮らしていたそうです。長女には精神障害があって通院中でした。そのこともあって訪問に行ってほしいということで伺ったのですが、実はこのおうちでは家計を支えていた次男を津波被害で亡くされていました。「仕方ないです、そのことはね。事故だからね」というふうにGさんはおっしゃいました。

「これからどうなるかわからない」。家計を支えていた次男が亡くなってしまっているので、どうなるかわからないということでした。長男と長女の両方に実は障害があるということを、このとき伺いました。だから自分が何とかしなければいけないが、一体何がどうできるのか。具体的には経済面も役所に相談中だが、まだどうなるかわからないというお話でした。次男のことを、「いい子でしたよ。ほんとにかわいそうだったよ」と、何度も何度も繰り返しおっしゃっていました。

喪失体験の影響

喪失体験をされた方々の話をしましたが、そのことがどのようにこの方たちに影響したか、図10にまとめてみました。まず前半のハローワークの話で言いますと、仕事を失くすということはやはり経済面を脅かしますから生活、毎日の暮らし、その維持を危うくさせるということがあります。

それから家族をもし亡くしたということであれば、もちろんその喪失感はとても大きいと思いますし、それが大きければ大きいほど悲嘆が強くて、それを受け入れるのもなかなか簡単ではないということです。

あるいは病気や障害、失業するなどによって以前の自分と違う自分になってしまった、そうなると、自分の存在意義を見いだすことがなかなか難しい。先ほどの編集者の方などはそうです。自分が積極的にこういう雑誌をつくりたいと言ってグループを引っ張ってきた方のようでしたから、そのことに生きがいを持っていました。今やっている仕事は、役所からの嘱託での町の清掃員です。清掃の仕事が悪いわけではありませんが、自分としてはこれでは惨めだということでした。こんな自分が生きていてもしょうがない、この仕事は別に自分でなくてもできると、しきりにおっしゃっていました。

変化してしまった自分の状況に対して、周りに迷惑をかけたくないと思えば思うほど、声を出さなくなります。どんどん閉じこもっていきます。何かあったときに、「どうして相談してくれなかったの。言ってくれればいいのに」と周りは思うことがよくありますが、ご本人にしてみれば、相談というのは大変しづらいのだろうと思います。

喪失体験の影響

◆職業喪失は多くの場合、経済を脅かし生活の維持（暮らし）を危うくさせる

◆身近な家族など喪失が大きければ大きいほど、悲嘆は大きく、その事実の受容も困難である

◆病気や障害、失業などにより以前と「異なる自分」に存在意義を見いだすことは難しい

◆人に迷惑をかける可能性を回避しようとする人ほど、自己犠牲的な選択をする

◆新たな状況・環境への適応にはエネルギーを要し、強いストレスとなって心身や行動に悪影響する

◆現状を受け入れられないことで次への希望も見いだせず、立ちすくむ

図10

ということは、こちら側から積極的に、「どうしたの？」「何か手助けしようか」「大丈夫？」「いつでも声かけてね」と先に発していかないと、何かあったら言ってくれるだろうと待っていても、つらい状況にある方から声を出すのはなかなか難しいのです。そして自己犠牲的な選択をしてしまうのだろうと思います。

こういった方たちが新しい状況や環境に適応していこうとするときには、すごくエネルギーが必要になります。それが強いストレスになって、また心や体に新たな悪影響を及ぼす可能性も出てきます。どんどん悪循環にはまっていくことがあると思います。

また、現実をなかなか受けとめられないので、次にこうしよう、ああしようという希望を見いだすことも難しくて立ちすくんでしまう、ということも珍しくはない反応です。

生きなおしの支援

同じ場での「生きなおし」

私は精神保健福祉士として、こういった方々のメンタルヘルスをどのように支援しようとしてきたか。図11に書きました。お一人おひとりが、今の困った状態を抱えるまでに至るプロセスを持っています。いきなりこうなったのではなく、何かがあって、そのためにこのことも具合が悪くなって、それが影響して今度はこういう状況になってしまったというように、一定の経過があるわけです。でも、そのプロセスは一人ひとり本当に違っていて、別な人だったらここが違うかたちに展開していたかもしれないということもたくさんあります。ですから、その体験の仕方は人それぞれだということを忘れてはいけないと思っています。

つまり、原発の被災地で家を失った人たちは皆こういう感じだと一律にとらえるのではなく、そこにいるAさんの場合はどういう経過で、Bさんの場合はどういう経過で、Cさんの場合はどういう経過で、そのことが今どういう現実に行き着いているのか。これをきちんと一つひとつたどっていくことが必要です。

また、自分の気持ちや出来事に向き合うには時間がかかる。こちらが、「もうそのことは諦めなよ」

精神保健福祉士としての
メンタルヘルスの支援

対象：うつ病やうつ状態など精神疾患の診断をされた方や、
　　　その状態に近い方々
経過：誰しもそこに至るまでのプロセスがある

- そのプロセスの体験の仕方は人それぞれ
- 自分の気持ちや出来事と向き合うには時間がいる
- マイナス感情（苦しみ／悲しみ／憤り／やるせなさ等）を否定しないことの大切さ

しかし…
「イヤな気持ちは考えないようにしている」という言葉が目立つ

図11

と言っても、ご本人は簡単には諦められません。また、「いつまでも泣いてないでさ」とか「みんな怒りは一緒だよ」と言って、そのマイナス感情を否定したり、抑え込んだりしてしまわないように。そこに感情があることを大切にしなければいけないと思います。

ところが、私がいろいろな方と話をしていく中で、その悲しい気持ち、憤り、苦しみを語ってほしいと思っても、人によっては、「そんな嫌なことは言ってもしょうがない。そういう嫌な気持ちはなるべく考えないようにしている」とおっしゃいます。そういう方も少なくはありません。でも、語られなければ、ないものとしていいのだろうかと、疑問が残りました。

ここから少し、「生きなおし」について考えたいと思います。先ほどの編集者のEさんの言葉にもありましたが、「自分を失くす」とは一体どん

「自分を失くす」とは

- できていたことができなくなる
  ⇒能力の喪失
- やりたいことがなくなってゆく
  ⇒意欲の喪失
- 自分の持ち物が減ってゆく
  ⇒成果の喪失
- 人とのかかわりが減ってゆく
  ⇒関係性の喪失
- 自分の役割が減ってゆく
  ⇒価値（意味）の喪失
- 自分の未来が閉ざされてゆく
  ⇒未来・希望の喪失

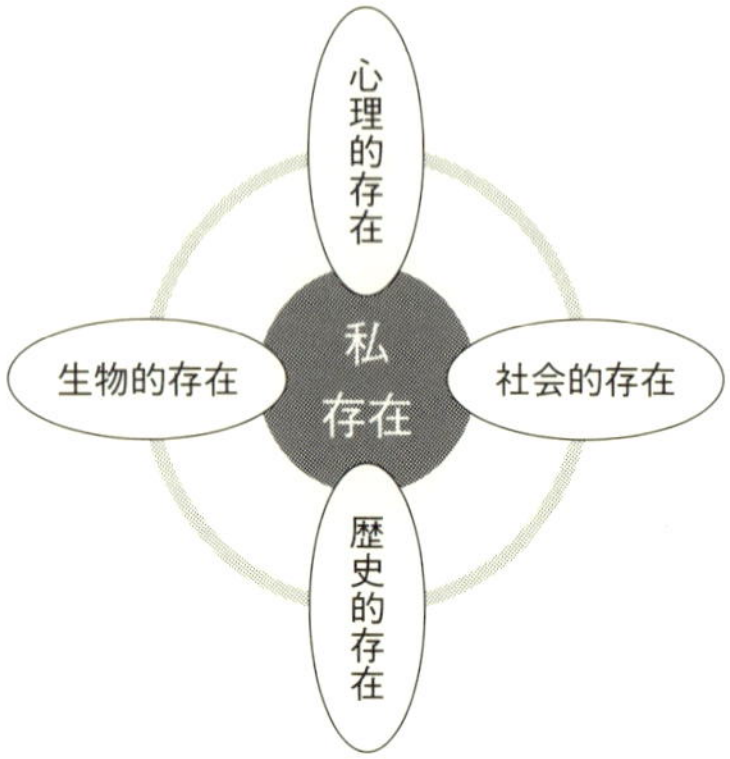

図12

なことが考えられるかを図12に整理してみました。人は社会的存在でもあり、心理的存在でもあり、生物的存在（身体的存在）とも言われています。私はさらに、歴史的存在という言い方をしてもいいのではないかと考えています。

生まれてから今に至るまでのその人の歴史があって、これを物語と言う方もいらっしゃるかもしれませんが、急に今突然ぽんとあらわれたわけではなく、この人には、きのう、おととい、一年前、五年前、生まれたときから、もしくはその生まれる前のご両親の出会いとか、どんどんさかのぼっていくと、大変長い経過があります。その中での歴史的な存在でもあると言えるのではないでしょうか。この歴史は過去だけではなく、これから未来に向かっていくものでもあります。こういういろいろなものに支えられて「私という存在」があると思います。

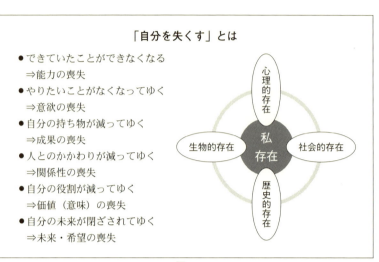

「自分を失くす」ということは、今までできていたことができなくなっていってしまったり、意欲が喪失してやりたいことがなくなっていくとか、自分の持ち物が減っていくこと。例えば、治療にお金がかかっているうちにお金がどんどんなくなっていくという、とても現実的な問題もあるでしょうし、体のどこかに悪いところがあって、切っていくうちに臓器がいくつもなくなっていくということもあるかもしれない。さまざまなものが減っていく。それは、自分がこれまで築いてきた、生きてきた中での成果がどんどん失われていくような気持ちになる、ということではないでしょうか。

それから、人とのかかわりが減るということ。人とのかかわりが減ると自分の役割も減っていきます。そうすると、自分が生きている意味があるのだろうかとも思うようになります。

先ほど最初にご紹介した三十代の男性、Dさんは、外資系の会社で働いていました。そして、妻と三人の子どももいました。夫であり、お父さんでした。でも離婚すると、夫とか父ということが薄らいでいきます。会社をリストラされて職場がなくなると、そこでの社員としての自分もいなくなっていきます。役割がどんどん減っていく。これは、自分自身のいる価値がどこにあるのだろう、意味はあるのだろうかという喪失感につながっていく。そして、そのことから自分の未来を考えるとき、あまり明るい未来を展望することはできません。希望がどんどん失われていくような状態ではないでしょうか。

例えばある男性が、図13にあるように、「私は人間です。父です。夫です。重役の責任があります。犬が好きです。定年後、世界一周旅行を夢見ています。テニスが趣味です。健康的に痩せたいです。

わたしは・・・

- 私は人間です
- 私は父です
- 私は夫です
- 私は重役の責任があります
- 私は犬が好きです
- 私は定年後、世界一周旅行を夢見ています
- 私はテニスが趣味です
- 私は健康的に痩せたいです
- 私はお酒を飲み友人と交わるのが楽しみです
- 私は息子の成長を誇りに思います
- 私は幸せです

図13

お酒を飲んで友人と交わるのが楽しみです。息子の成長を誇りに思います。幸せです」という人生を生きている場合、何か重大な病気になったとか、先ほどのように社会のさまざまな状況によって一つずつそれが消えていってしまったときに、どんどん自分というものが小さくなっていっていってしまうということです。

そうすると、喪失体験というのは、図14のように連鎖していることが見えてくるかと思います。職業を失うことによって役割が一つ減る、社会生活が断絶される、経済の不安がある。経済不安になると生活が困窮してくる。困窮してくると、出かけるとお金がかかってしまうから閉じこもるようになる。そのうち人間関係も損なわれていくという具合に、いろいろなところにつながって、どんどんマイナスの連鎖の中に取り残されてしまうこともあるのだと思います。そこからは失望とか絶望という言葉しか思い浮かべることはできません。

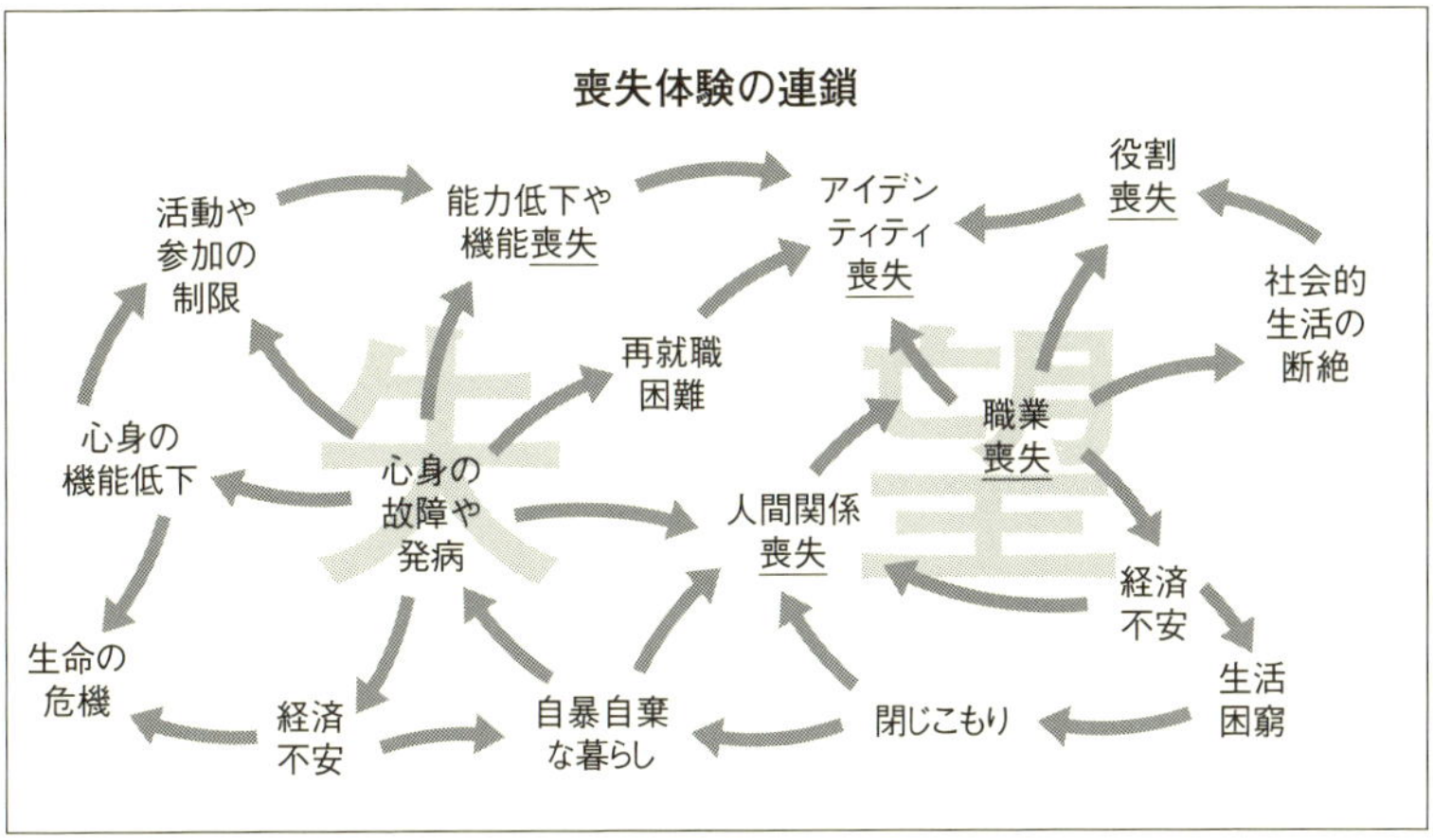

図14

　では、こういう方々の生きなおしを支援しようと思ったときに、一体どのようにしたらいいでしょうか。図15にまとめました。苦悩する方たちの声にならないメッセージ。こういう方々が大声でああしてほしい、こうしてほしい、ここが苦しいとあまりおっしゃらないわけですが、その方たちのメッセージを前にして一体何ができるかを考えてみました。私自身の人間性、人生体験をもとにして、私とあなたが今出会った、語り合っている、言葉を聞き合っている、それぐらいしかできないと思うこともあります。これは無力感を抱えることにもなりますが、せめてそれぐらい何とかできないだろうかと思います。

　そして私はソーシャルワーカーなので、追い詰められたその方の暮らしを少しでも良くするために、周囲の人たちとの関係調整、社会保障制度やサービスなどのさまざまな支援の手、そういう社会資源の活用を働きかけたいと思います。

「生きなおし」の支援

苦悩する方たちの声にならないメッセージを前にして何ができるか？

- 自らの人間性や人生体験をもとにして「人が人と出会い、語り合い、聞き合う」こと
（それしかできないと痛感し無力感を抱える）
- 追い詰められた暮らしの打開に向け、周囲の人たちとの関係調整や資源活用の働きかけ
（ご本人にその気が出ないと難しいことも多い）
- 「不安」や「悩み」を共に抱えること、がんばっている姿を知っている私がいると伝え続けることを通して時間を共に過ごし、「生きなおし」（＝息なおし）の転機に携わらせていただく

図15

でも、これらは実はご本人にその気がないとなかなか難しい。こういう方法もあるよ、こういう制度を使ってみたらどうだろう、これも試せます、紹介しますよと言っても、「いいえ、結構です。私はもういいんです」と言われてしまうと、無理やり首に縄をつけて連れていくわけにはいきませんし、要らないと言っているのに持ってくるのもなかなか難しい。ですから、ご本人がその気になってくれるように待つとか、待つ間そばに一緒にい続けるとか、そういうことも必要かと思います。

すぐに、じゃあ私はこういうふうに積極的に生きなおしたいですとか、こういうふうに頑張りますとおっしゃらないけれども、その方たちは、不安や悩みを抱えながら今を精いっぱい生きていらっしゃいます。一日一日を、一分一秒を精いっぱい生きているのです。その間死んでいるわけではありませんので、生きているということは、毎日エネルギーを使

っています。

その頑張っている姿を見て、本人は頑張っているとは言いませんが、私はやはりとても頑張っていると思います。その頑張っている姿を、私はここにいて見て知っていますと伝え続けたいと思います。それがいつか、その方の生きなおしのきっかけづくりになってくれたら、と考えています。

駄じゃれのような話ですが、「生きなおし」に「いき」という言葉が出てきて、もしかしたらこれは、「息なおし」ということだと、考えてもいいのかもしれません。呼吸を整え直して、自分の心をもう一回見つめ直して、ここから新たな気持ちで一つ息を吐いてみよう、吸ってみようとするのもいいのではないかと思います。それに、一緒にその場にいるということは、同じ空気を吸うことですから、やはり一番は、この同じ場を共有するということでもあります。

希望を見いだすことの限界

数年前に、精神保健福祉士としての実践をいくつか本にまとめたことがあります。二人のソーシャルワーカーの仲間と一緒に書いた『かかわりの途上で――こころの伴走者PSWが綴る19のショートストーリー』（へるす出版、二〇〇九年）です。その中の、病院に勤めていたころに出会った一人の男性患者の話です。

この人は行き場がどこにもなくて路上で倒れているところを発見され、生活保護のケースワーカーによって私が勤めている病院に、何の縁もない地の精神科病院に運ばれてきました。この病院は結構郊外にあったので、同じ神奈川県内でありながら車で二時間ぐらいかかりました。

男性はそのときにはもう目が見えなくなっていて、全身がかなり悪い状態でした。確か糖尿病があったのではなかったかと思います。肝臓や腎臓も悪くなっていて、お医者さんたちは、このままもうそれほど長くはないかもしれないという話をしていました。本の中では仮にナカヤスさんと名づけました。

私がその方にできることは、もうあまりありませんでした。ソーシャルワーカーというのは、今後どういう制度を使うか、これからもし退院するならどこに住み、どんな暮らしをしようか、そういうことを支援することはできるのですが、もうじき死ぬだろうという人にできることはほとんどありません。

どうせナカヤスさんはもうじき死んでしまうから、このケースファイルは要らない、と思って片づけようとしました。でも、そのとき、「まだ生きている」のだと思ったのです。片づける前にもう一回、何かナカヤスさんにできることはないかと考えたとき、まだこの人の命は今ここにあるのだから、そのことにやはり意味があるのではないか、と思いました。急に、それをもう一回ナカヤスさんに伝えたいという気持ちになりました。

それで病棟へ行って、「ナカヤスさん、私ですよ」。「私ですよ」と言っても、誰ですかという感じだとは思いますが、二度か三度、会話はしていましたので、「ワーカーの田村です」と声をかけました。目はあけません。私は構わずに話しました。

「ナカヤスさん、ジャガイモを食べたことはあるでしょう。食べるのを忘れていると芽が出ちゃうんですよね。昔聞いた話なんですけど、暗い部屋に置いてあるジャガイモでも一筋の光が当たっていると、そこに向かって芽は伸びるんですって。人の可能性も同じじゃないですかね。もうだめだと思っても、真っ暗な部屋で一筋の光があれば芽は伸びる。ナカヤスさん、芽を伸ばしてほしいと私は思うんです。暗い部屋でも伸びるジャガイモの芽ですよ」と、そのときなぜか私はそう言いました。「まだ生きてるじゃない、あなた」ということを何か言いたかったし、「まだ成長の可能性があるよ」ということを言いたかったのです。

目をあけてくれました。もう何も見えない目ではありましたが、目をあけてくれました。そして私が言った「くらい部屋に……ひとすじの、光」「……ひかりに、向かって、のびる……ジャガイモの、め」とナカヤスさんは繰り返し言ってくれました。それ以外の会話があったかというと別にありません。このとき、実は私は、ちょっと満足しました。何か思いが伝わったかもしれないと思って、ナカヤスさんが死ぬ前にもう一回、何か少し希望が見いだせたかもしれないと思いました。

このあと一週間ぐらいでこの方は亡くなりました。本当に今、この瞬間のことを思うと、やはりこれは私のひとりよがりだったという気がしてしまいます。「まだ伸びますよ」と言っても、本当に体もつらい状態で、伸びるといっても「どの程度?」という感じがもしかしたら彼にはあったかもしれません。「苦しいよね」「つらいよね」と言わずに、「まだ伸びろ」と私は言ってしまったのかもしれないと思うと、今スピリチュアルケアを勉強して考えると、これはあまりいい声かけではなかったと振り返っています。そのことをもう少しお話ししたいと思います。

それは「希望を見いだすことの限界」という話です。先ほども言いましたが、私は精神保健福祉士として、自己決定を尊重したい。当事者の方がどうしたいかを自分自身の仕事の羅針盤としています。その人が北に行きたいと言うなら行くことを支援するということです。そういうかたちで仕事をしようとしますが、ご本人に意思や意欲が出てこないと、やはりかかわりづらいと感じます。

それから、具体的な社会資源を活用するとか、生活に変化を起こす、発展させるなど、やはりどちらかというとそういう支援をしたくなります。障害があったり病気があったりしても何か自分らしくひとり立ちできるようなサポートはできないか、ここから今より少し良い暮らしになっていけないか、そのためにいろいろな資源をどうにか使えないかと、どちらかというとそういうことを考えがちで、いわゆる未来志向の支援をしてきたと思います。

人は誰でも死ぬことはわかっていますが、もうじき死ぬとご本人が感じている方に対しての支援については、やはり役割をすごく見いだしづらいと感じます。周囲のソーシャルワーカーにも、ターミナルケアやスピリチュアルケアについて、実は少し聞いてみました。スピリチュアルケアという言葉も聞いたことがないというソーシャルワーカーも珍しくはありませんし、ターミナルとなるとご本人よりも家族への支援とか、ご本人が亡くなったあとの、場合によっては財産関係とか借金問題とかのほうが中心であって、ご本人の死にゆく日々にかかわるということは、むしろ乏しくなっていくという話を聞きました。精神保健福祉士のかかわりには限界があるということを感じました。

存在の不安

ここでまた、事例をご紹介します。これは今、私がスピリチュアルケアの勉強をしている、「東京看取り人プロジェクト」という教育講座をやっている団体で実習させていただいたときの話です。二か所です。緩和ケア病棟がある救世軍ブース記念病院。今日、実はそこのチャプレンの先生もお越しくださっています。そして、高齢者支援事業所の「ホッとスペース中原」。ここは教会とセットになっていて、教会ですが高齢者の事業所もやっていて、所長さんはケアマネジャーでもある牧師さんです。

お一人目は、緩和ケア病棟でお会いした六十代の女性、Hさんでした。夫と離婚されたあと、すぐにがんを発症して、十数年の長い病歴を持っていました。娘さんと二人暮らしをしていて、長男の一家との二世帯同居でした。退院したかったのですが、介護面を娘さんが気にして、「もうおうちに帰ってくるのはちょっと無理じゃない」と言ったということでした。

ご本人は、帰りたかったのに娘に受け入れてもらえなかったショックを、大きく抱えていました。これからもずっとここにいるしかないのだろうかという話の中で、「友人が来てくれるのは最初だけよね。長くなったらだんだん来なくなっちゃうわ」ということ、それから、「娘が面倒見るよと言ってくれるかと思っていたのに、嫁に遠慮しているのか言わないよね。言葉だけでもいいから言ってほしかったのよ」とおっしゃっていました。「足が重たくて、もういよいよかなと思いました」ともおっしゃいました。何度もお話を聞かせていただくうちにも、少しずつ体の調子は変わっていきました。

またもう一人、デイサービス事業所でお会いしたIさんという八十代の男性は、幼少時にご両親とは離別されて奉公に出されていました。無学で文字を読むこともできません。とても苦労して育ったそうです。奥さんに先立たれて、娘さん夫婦が経営するアパートでひとり暮らしをしていました。認知症もあってだいぶ行動が滅裂になってきて、ひとり暮らしの限界ではないかということで、娘さんは施設に入所することを希望している。でもIさんは、家で、娘の経営するアパートで暮らしていたいという思いを持っていました。

言葉があまりたくさん出てくる方ではありませんでしたが、「不安です」とか「何と言っていいかわかんない」「誰もいないし」。「誰もいないし」というフレーズを何度も聞きました。「娘はここ一週間ぐらい来てない。このデイサービスではみんな他人様だし」。この「誰もいないし」ということについて、「でも、ここにたくさんいますよね」と私が言ったときに、「でも、みんな他人様だし。これからどうなっちゃうんだか」と。頭も少しぼんやりしていると思いますし、体にも不自由なところが多くなってきていて、ひとり暮らしの不安もあったでしょう。でも、ここに住み続けたいという思いをこの方は持っていらっしゃった。自分の存在についての不安を、すごく感じました。

先ほども図12（八二頁）で見ましたが、この歴史的、社会的というそれぞれの存在の大きさが自分

存在の不安

- 人は重大な危機（自分のたましいを揺るがすような体験）に遭遇すると、動揺して身動きできなくなることがある
- そのようなときに悲しみや不安を抱える自分に寄り添い、その問題を抱える自分の存在を支えてもらう体験が、生きなおしには必要である

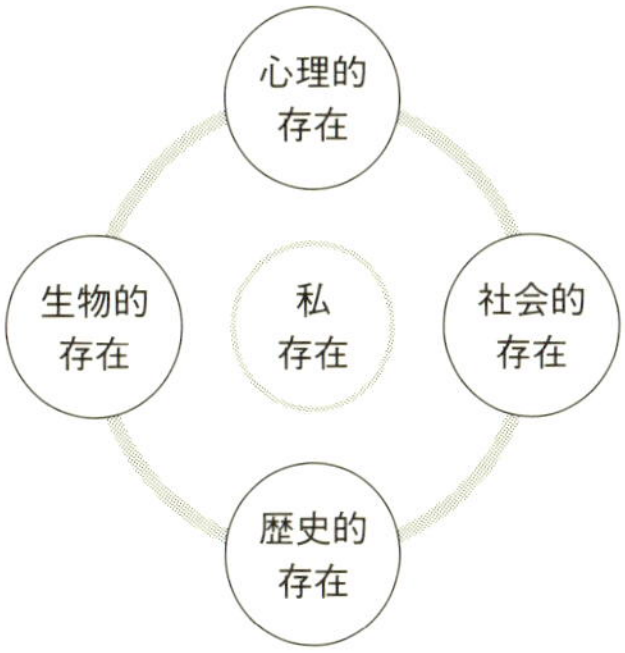

図16

を支えていたと思いますが、いろいろなものが縮小されていってしまうと、図16のようになり、「私」がぽっかりとすごく心細いものになっていくのではないかと思いました。

特に、人は重大な危機に直面したとき、とりわけ自分のたましいを揺るがすような体験に遭遇したとき、どうしても動揺が激しくなって身動きできなくなってしまうことがある。そういったときに、自分の周りが何か空虚になります。悲しみや不安を抱える自分、空白がたくさんある自分に寄り添ってもらって、この問題を抱えている自分の存在を支えてもらっていると感じられるような体験が、生きなおしを考えたときに必要なのではないかと強く感じました。

死にゆく人への支援

死にゆく人へのケア

それでは、「死にゆく人への支援」とは一体どんなことなのかと考えました。例えば、体の機能が低下して痛みがある。そうすると、その痛みが死への恐怖を増幅させたり、痛みの記憶が不安を予期させる。痛みが一回去ってもまた痛みが来るのではないか、今は大丈夫でもまたいつ痛くなるかわからない、そういう状況の中で心が乱される。体から心への影響があるでしょう。

それから、口に出さない思い、あるいは出せない思いがあるでしょう。何となく口に出すと現実になってしまう気がするときがあると思います。現実であると受けとめきれないから言葉をしまっておく。そのために、どうしてもいろいろなものがたまっていくのではないでしょうか。このたまっていくという感覚は、多分、生ものを箱の中に入れっ放しにしているような感覚ではないかと思います。

冬にはミカンなどを食べると思いますが、少し暖かくなってくるとミカンが腐りやすくなることがあります。生ものを箱の中にしまっておけば、どんどんカビが生えて腐っていきます。腐ったものが何個か入っていると周りにも移っていきます。だから悪いものは早く取り出さないといけないけれど出せない、という感じで、言葉にできない思いは心の中でどんどん悪くなっていくのではないかと思います。

それから、死にゆく人は、生物学的な、つまり生き物としての生きなおしは困難です。考え方を変えるとか、新しい役割を見いだすとか、新たな自分らしさを見つけることができれば、精神的には、もしくは社会的には、生きなおすことが可能かもしれません。しかし、本当に重大な病にかかっていれば、やはり私の体はもうだめだから生物的な生きなおしはどうしても困難だと感じる。選択肢はそういう中でどんどん減っていく。そういうときに、「これからどうしたい？」とは聞けないと思います。それを聞こうとしても、聞くことにとても残酷さがあると感じます。


それでは、「死にゆく人へのケア」は一体どうあったらいいのだろう、と考えました。これは、私が実習中に緩和ケア病棟でした会話の一つです。

その方は、「お墓は娘が〇〇にあるお寺さんにお願いしたそうなんです」とおっしゃいました。「そこに行ったことがおありなんですか」と聞きました。「一度前を通っただけなんです。本当は行ってみたいですけど」。「一度は見ておかれたいんですね」。「もう無理なんです。足に力が入らなくなってしまいましたからね」。「力が入らないんですか」。「力が入らなくてね、立てないんです。もう無理なんです」。

この人はベッドに横たわっていました。私は横に座ってお話を伺っていたのですが、「力が入らなくてね、立てないんです。もう無理なんです」とおっしゃったときに、布団で覆われている体全体にぴんと緊張感が走りました。足がもう動かない、体がだめになっているということが、布団の上からでもわかりました。何でそう感じたのでしょう。布団がそれほど動いたわけではありませんが、やはり少し動いたのだと思います。全身に緊張感が走って、この方は多分、「もう立てない」、「もう無理」というとてもつらい言葉を口に出したのではないかとそのときに受けとめました。

私はなかなか言葉が出ませんでした。こういうときに何と言ったらいいのだろうと考えたのですが、「つらいですね。立てなくなられたこと、とてもおつらいと思います」と言うのがやっとでした。「立てない」「もう無理なんです」とおっしゃっている、○○さんがつらいと考えている、その気持ちを私も確かに受けとめましたと伝えることによって、言い方は変ですが、つらさを大事にしたいと考えました。

ここで、「そんなこと言わないで」「また立てるかもしれないわよ」などとはとても言えるような状況ではないことが明らかでしたし、つらいということから話をそらしてしまうのも、せっかくそこまで緊張感を持って発した言葉に対して失礼だとも思いました。ですから、今出た言葉を受けとめましたということをお伝えしました。でも、それしかできなかったというのが正直なところです。

死にゆく人のニーズ

図17に挙げたのは、「死にゆく人のニーズ」について、藤井美和先生と藤井理恵先生の『たましい

死にゆく人のニーズ

- 身体的ニーズ
  身体の痛みから解放されたい
- 精神的ニーズ
  病気の進行に伴う不安や落ち込みから解放されたい
- 社会的ニーズ
  家族や社会や人間関係において自分が有用であるという感覚を得たい
- スピリチュアルニーズ
  人間存在の根底に関わる痛みを解決したい

（藤井美和、藤井理恵『たましいのケア』いのちのことば社、2000年より）

図17

のケア――病む人のかたわらに』（いのちのことば社、二〇〇〇年）から引用したものです。淀川キリスト教病院のチャプレンの先生と、関西学院大学で社会福祉学部の教授をしていらっしゃる双子の先生が書かれた本です。

死にゆく人のニーズは四つあると紹介されていました。身体的ニーズとして、「体の痛みから解放されたい」。精神的ニーズとして、「病気の進行に伴う不安や落ち込みから解放されたい」。社会的ニーズとして、「家族や社会や人間関係において自分が有用であるという感覚を得たい」。そしてスピリチュアルニーズの「人間存在の根底に関わる痛みを解決したい」。以上の四つのニーズがあると紹介されていました。

先ほどの「わたしは・・・」という図13。例えば男性で、人間です、父です、夫ですと言っていた人が死にゆくときに、これらが全部なくなってしまう。「私は」と言って一体何が残るのかというところが、人間存在の根源的な問いなのではないかと思います。私は一体どこから来てどこに行くんだろう、なぜここにいるのだろう、本当に今ここにいるのだろうかと、さまざまな問いが浮かんできます。

そうしたとき、やはり死について考えざるをえない。普段はあまり死ぬということを考えないと思います。病気になったとか、病気の者がそばにいるとか、そういうことがあるとにわかに死が身近になってきますが、今、日本では戦争が起きていませんし、今日明日すぐ死ぬかもわからないという事態は普段はありません。ただ、それこそ自然災害などが起こるようになってきて、以前よりは考えることが少し増えたかもしれませんが、日常的にはあまり考えないでしょう。

「死というのはいつもそこにある。けれども、意識的にその死について考える山登りを始めるまで、死は我々の意識下で恐怖としてうごめいているのである」。これは、アメリカのシアトルホスピスのあるソーシャルワーカーの言葉です。確かに恐怖ということかもしれませんし、恐怖だからこそ見ないように、考えないようにしているということもあるのかもしれません。

図18は、私が実習中にチャプレンの先生から教えていただいた一つのワークです。紙を一二等分して、そこに大切なものを書いていくというもので、自分がもうじき死ぬとなったときに要らないものから順にちぎって捨てていって、自分が死に向かう中でどれだけのものを喪失するかということを疑似体験するワークです。いろいろ調べたところ、これも藤井美和先生がアメリカで勉強されて、日本に持ち帰って大学の授業でなさっているということでした。

まず、形のある大切なものを三つ書いてください。それから、あなたにとって大切なアクティビテ

自分を支えるもの

形のある大切なもの	大切なアクティビティ（活動）	大切な人	形のない大切なもの

- 自分にとって大切なものは何か
- それは危機的事態においても大切か
- 死にゆく過程の自分を支えてくれるものは何か

図18

ィ（活動）を三つ書いてください。大切な人を三人挙げてください。そして、形のない大切なものを三つ挙げてください。藤井先生は大学でこのようにやっていらっしゃるそうです。一枚の紙片に一つずつ書いておいて、手放してもいいと思うものを一つずつ順番に破って捨てていくということです。そうやって自分自身が死に向かうときの喪失体験を疑似体験をすることによって死を考えます。多分死だけを考えるのではなく、そこで自分にとって本当に大切なものは何かをとても考えさせられるのだと思います。

まず一二個挙げる時点でも考えると思います。自分にとって大切な人を三人に限定するというのも大変だと思いますし、少し欲張りな言い方ですが、大切な活動を三つ選ぶのも大変だと思います。そのようにいろいろなものが浮かびすぎる人もいれば、逆にあまり浮かばない人も中にはいらっしゃるかもしれません。ここは多分、それだけでも何か気づきがあるでしょう。

それらが危機的な事態においても本当に大切なものなのかどうかということも次に問われてきます。危機的な事態を本当に想定することはなかなか難しいとは思いますが、何と何は絶対に残したい。でも、これは意外と要らなかったかもしれないというものもたくさんあるかもしれません。

実は、去年の夏休みに私は自宅の片づけをしました。なぜなら、夫の遺品整理をもういいかげんしなければいけないと思ったので、随分時間をかけて片づけました。そのときに、夫の遺品だけではなくて自分の要らないものもとてもたくさんあることに気がつき、たくさんの古着も処分をしました。それから、アクセサリーや化粧品類が結構好きでたくさん買ってしまうのですが、いつかは使うだろうと思っていても、使わないで置いてあるものは結局要らないもの、ごみと一緒だとそのとき気づきました。

いかに要らないものにお金を使ってきたのか、浪費してきたのかということを本当に痛切に感じました。こんなにたくさんの要らないもののために、この高い土地にこんなに物を置いていたのかというほどでした。ですので、これは危機的事態においても大切なのかと時には考えることによって、自分にとって本当に大事なものは何かも見えてくるのかもしれません。それらの中で、死にゆくプロセスにおいても自分を支えてくれるものは何か、を考えることもできるのではないかと思いました。

これを教えてくださったチャプレンの先生も、学校で学生さんたちに体験してもらったとおっしゃっていましたが、全部破り捨てて最後までなくなってしまうと、学生さんたちの気持ちの面でのショックも大きすぎるし、途中でできなくなってしまう方もいるかもしれません。そのことに配慮されて、全部破って終わりにするのではなく、最後に残った一つは大切に持って帰るということにしたそうです。そうすることによっても、自分にとって一番大事なものが実感できるのかもしれません。

でも、私はまだこれを自分でやる勇気は出てきません。破り捨てていくことができそうもない。そう思うぐらい自分が大切にしているものを喪失していくことはつらい体験だと予感させられます。

そう言っておきながら、ではどうやって一つずつのものを手放せるのかと考えたとき、納得できないのにもぎ取られるようにして失うとか、どうせ持っていられないのだったらいいと自暴自棄に捨ててしまう感じだと、やはり無念な気持ちや失意に押し包まれてしまう。とても敗北感が強いでしょう。

そうではなくて、できることなら納得して手放せたら、委ねることができたらと思います。そうしたら安らぎが得られるのではないだろうか、たましいが安らぐのではないか、何か新しい希望が見いだせるのではないだろうか、別の次元の希望が見いだせるのではないだろうか、と考えます。

「手放す」ということですが、平仮名にしたら「てばなす」です。そこから、「話す」という言葉が出てくると思いました。もしかしたら、いろいろなことを話しながら、一つひとつ、これを捨ててもいいかな、これはもうお任せしようかなと、誰かに委ねたり、納得して自分のもとから去ってもらっていいものと見定めることができたりするのではないかと思います。一人だけで考えるのはとても難しい作業なのではないでしょうか。ですから、その語りを聞ける、語れる相手がいるということは、とても大事なことかもしれない。スピリチュアルケアとはそういうものでもあるのかもしれないと考えました。

たましいのケア

図19は、先ほどご紹介した死にゆく人の四つのニーズを図にしたものです。本の中では文章で書かれていましたが、それを図にしたものです。

よくスピリチュアルニーズは四つ目のニーズと言われて、本などでも、このように社会的、身体的、精神的、そしてスピリチュアルニーズと四等分した図を見かけます。中には、四等分ではなく、この社会的と身体的と精神的の三等分のニーズの中心にスピリチュアルニーズがあるのではないかという方もいます。私もどちらかというと、次元が違うもののような気がして、図20のほうがしっくりくるのではないかと考えました。精神的ニーズ、身体的ニーズ、社会的ニーズの中心にあるのが、人のスピリチュアルニーズではないかということです。

例えば身体的ニーズについては、病気であれば治療をすることによって少しでも良い状態に持っていく。薬を飲むとか手術をするとか、いろいろな治療法があるでしょうが、そうして痛みから少しでも解放させるとか、悪いところを取り除くとか、外からの働きかけによって対応できることです。

社会的ニーズも、ある程度は、例えば家族が配慮する、あるいは友人が支える、または社会資源などを使うということで対応できます。外からの働きかけによって、社会的ニーズの部分も一定程度満たすことが可能なのではないでしょうか。

ただ、先ほども言ったように、身体も社会的なものについても、本人がそれを望むかどうかとの兼

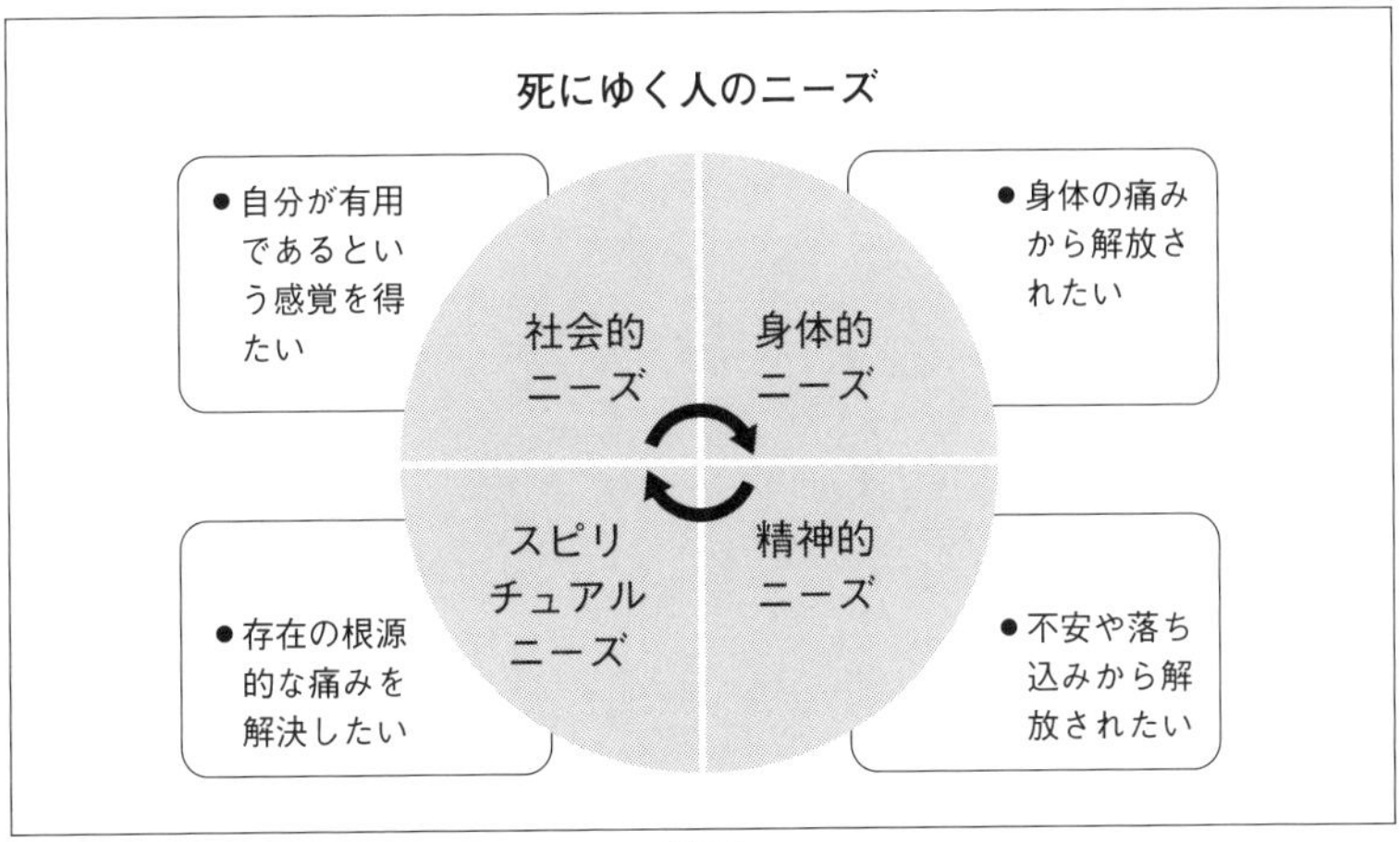
死にゆく人のニーズ
●自分が有用であるという感覚を得たい
●身体の痛みから解放されたい
社会的ニーズ
身体的ニーズ
スピリチュアルニーズ
精神的ニーズ
●存在の根源的な痛みを解決したい
●不安や落ち込みから解放されたい

図19

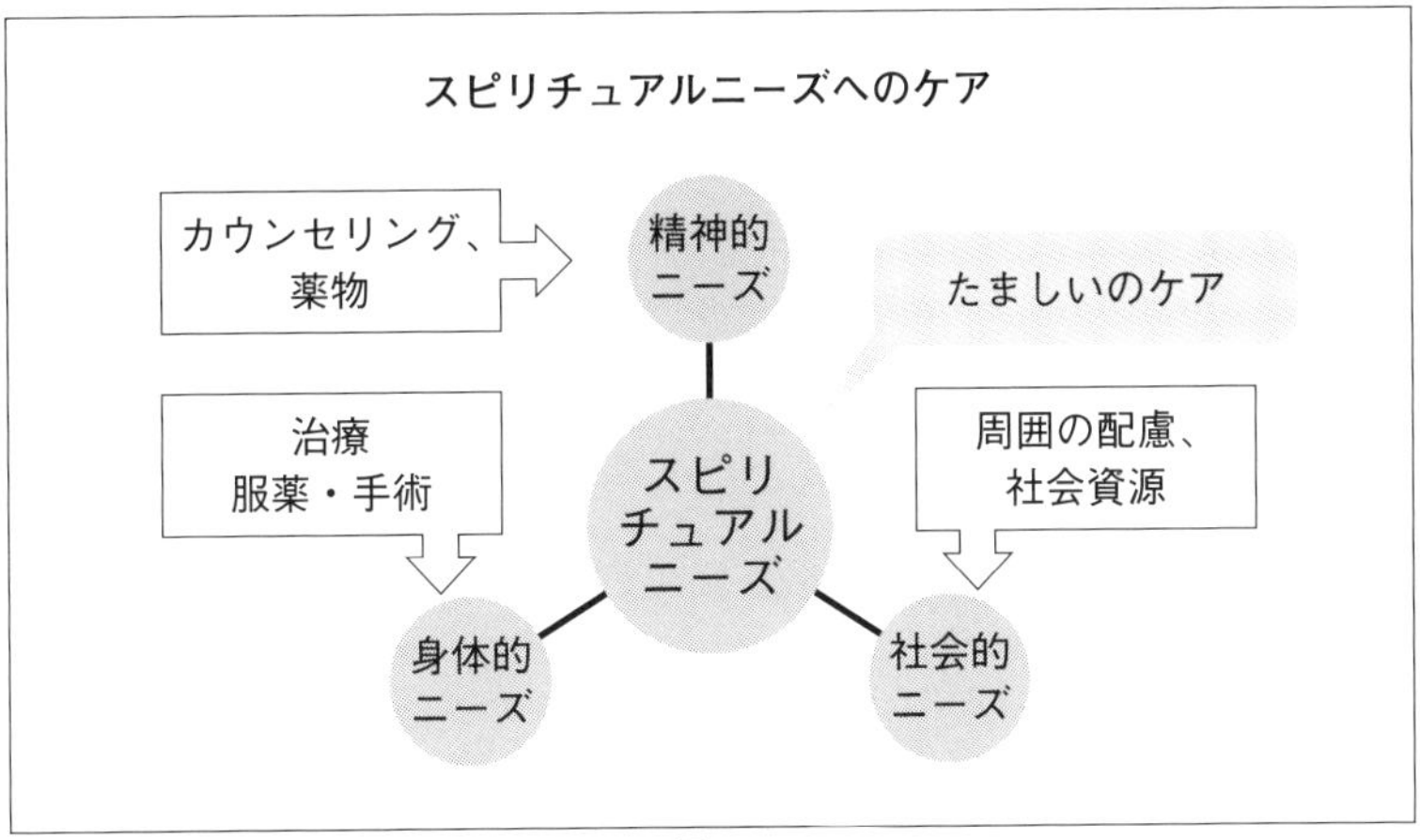
スピリチュアルニーズへのケア
カウンセリング、薬物
精神的ニーズ
たましいのケア
治療
服薬・手術
スピリチュアルニーズ
周囲の配慮、社会資源
身体的ニーズ
社会的ニーズ

図20

ね合いはやはりあるでしょう。無理やり治療を施すとか、無理やり社会資源を使わせるというわけにはいきません。

それから精神的ニーズについても、専門的な言い方をすればカウンセリングということになるでしょうし、もっとやわらかく、その方の話を聞くということもあるかもしれません。また、精神的に何らかの病的な状態なのであれば、薬を使って治療を施すことで、これも外側からの働きかけがある程度は可能なはずです。

それではスピリチュアルニーズはどうか。ここが「たましいのケア」というところではないかと思います。今日の講演タイトルに「たましいのケア」とつけたのは、やはりここに対してケアをすることが重要になるだろうと思うからです。


こうしたらこの人のスピリチュアルな痛みはなくなるというのを外側から判断することはなかなか難しいでしょう。また、あなたの人生はこういう意味があったとか、あなたがいてくれることはこういうふうに私にとって大事なのよといくら言われても、本人がそう感じられなければその言葉は耳に届いていかないでしょう。そうすると、きわめて個人的なものなのだろうと思います。

その「たましいのケア」ということを、それでも現実的に一体何ができるのかと考えてまとめたのが、図21です。

まず、「普通であること」が、一つ大事なポイントになるような気がしました。とても小さな日常

たましいのケア

- 普通であること
  「普段」との違い。小さな「日常」
- その人らしさ
  住み慣れたわが家で。同じ病室であっても
- 一期一会
  時間の感覚の違い。１分のいとおしさ
- 語り・聴く
  息を合わせる。関係性の取り結び

存在の肯定：あなたが在ることを私は知っている

図21

ということにものすごく価値が出てくるのではないでしょうか。

例えば先ほどご紹介した、緩和ケア病棟でお会いした六十代の女性は、娘さんと二人で近所のコンビニに行けることをとても楽しみにされていました。ただコンビニにちょっと買い物に行くだけのことです。私たちにしてみたら、「それが何？」というぐらいのことが、とても大切なことになります。

またあるいは、その人が普段と違う状態になっている、その方にとってのこれまでと違う状態になっているにもかかわらず、普段どおりのことができる。例えばトイレに行けたというだけでも、自分に対する肯定感がすごく高まり、満足感が強まります。

高齢者でお体が悪くなった方に対して、「トイレなんか無理して行かなくたっていいじゃない。おむつを当てておけば大丈夫よ」という言葉を、私も病院で何度も聞いてきました。でも、その方にとっては、やはり自分の足でトイレに行けたとか、自分の足でなくても連れて行ってもらってトイレで用が足せたことが、とても大きいことだということを忘れてはいけないのだと思います。

本当に小さな日常ですが、その人にとってはこの日常が宝になるのです。その宝を私たちは見過ごさないようにしなければならないと思います。

二つ目は、「その人らしさ」を大事にしたいということです。緩和ケア病棟に行くと、一人ずつが個室なので、お孫さんの写真が飾ってあったり、レース編みが好きで編んだものが置いてあったり、写真を撮るのが好きだった男性が自分で撮った写真を飾っているとか、カメラを持ち込んでいたりします。いろいろな方がいらっしゃって、病室なのですが、その人その人の雰囲気が随分あらわれていました。最期までその人らしさが見えることで、自分は自分なのだと思える、という気がします。

病院に入ってしまって「患者さん」、施設に入ってしまって「利用者さん」というだけにされてしまうと、患者Aさんでも Bさんでも、利用者のAさんでもBさんでも一緒になってしまいます。例えば高齢者の施設で、みんなそろいのつなぎ服を着せられていることがありますが、それもやはり、その人らしさを奪ってしまうことです。一患者さんとしてしか見てもらえないということです。

これはやはり、自尊心が傷つけられるし、つらいことなのではないでしょうか。患者さんなのだからしかたがないと周りは言ってしまいますが、自分は職場に行けば社長なんだという人もいるかもしれないし、ばりばりやっているキャリアウーマンという人もいるかもしれません。ところが、一患者さんに置かれてしまう。そうならない、その人らしさを尊重できるかかわりが大事ですし、本当はやはり、住みなれたわが家で最期まで過ごせたら一番いいのではないかと思いました。

私が行ったもう一つの高齢者の事業所では、在宅の訪問もさせていただきましたが、施設や病院とは違って、本当にその人が生きてきた歴史が部屋の中に、家の中いっぱいにありました。その人が家族と育んできた歴史がそこには刻まれているので、本当にその人らしくいられる場所なのだろうと強く感じます。

三つ目に、「一期一会」。これも本当によく言われることですが、私たち元気で働いている者と、病んで死にゆく人たちとでは、時間の感覚がひどく違うと感じます。今日も明日も同じように入院生活を送っていても、一分一秒がいとおしいということがあると思います。

私は何週間かにわたって緩和ケア病棟での実習をさせていただきましたが、多くの方が一カ月ぐらいの間にいなくなってしまいます。亡くなって、入れ替わります。そうすると、次回お会いしてまたお話を聞くことはない場合もあるので、今日聞かなければもう聞けない言葉がたくさんあります。

でも実は、それは、相手がもうじき死ぬ人だからではなく、誰であってもそうなのだと思います。今時間がないからごめんねと言って断って、翌日になったらその人の気が変わってもう言わなかったということももちろんあるでしょう。ですから、その時、その一分を大事にするということが大切です。ついついうっかりこちらの感覚で時間を使ってしまいますが、そうではいけないと、あらためて感じました。

それから、だいぶ具合が悪くなっている方ですと、何分も話し続けることはとても大変ですし、人がずっとそばにいること自体もうっとうしいことがあります。例えば、私が私の思いで寄り添ってしまうことで、その人の時間を仮に三十分使ってしまったとします。そうしたら、本当はもっと別のかたちで、この三十分を十分刻みで別の人と使いたかったかもしれないのに、体力的に参ってしまってもうそれができなくなってしまった、ということもあるかもしれません。

そうすると、今を大事にしなければということもあるし、その一方で、今できなかったことをこちらもやはり手放すというか諦めることも必要です。別の方に委ねるといった発想も必要だということです。自分が全部ケアしようとか、私が何とかしようと思い過ぎるのも、ちょっと違うのかもしれないと考えました。

そして四つ目、「語り・聴く」ということです。寄り添ってケアをするときに、一方的に語ってもらうわけではなく、こちらも語ることもあるでしょう。でもやはり、その方にぜひ語っていただき、それを聴きたいと思います。これは、「息を合わせる」ということです。ここにまた「息」が出てきます。スピリチュアルのスピリットはもともと息とか風（ラテン語のスピリトゥス）だと言われていますが、この「息を合わせる」ということはとても大事なことだと思います。それによって私とあなたが関係を取り結ぶ、その関係をまた別の人につないでいく、そういうことができるのではないかと思います。

具合が悪くてほとんど話せない方、気管切開をしていて声が出せない方、そういう方ともお会いしました。そのときに、私も本当に青かったと思いますが、「じゃあ賛美歌を歌ってよろしいでしょうか」と言って一方的にベッドサイドで賛美歌を歌ったことが何度かありました。歌い終わってちょっと満足してから、でも、すごく迷惑かもしれないと思いました。その方にしてみたら、突然誰かが来て、脇で賛美歌を歌って出ていった。これは一体どういうことだという感じが、きっとあっただろうと思います。

実習の一年目はそういうことでしたが、二年目は反省してこれはやはり違ったと思い、次は、あまりお話ができない方のところで一緒に呼吸をしました。息が苦しそうな方がいらっしゃったので、「ちょっと一緒に深呼吸しましょう」と言いました。興奮してこられると息が荒くなることがあるので、「大丈夫ですよ、ゆっくりしましょう。そばに一緒にいますよ」と声をかけます。「息を吐きましょう」。ふーっと吐くと、必ず自然に吸わないといられないので吸います。ただひたすら一緒に呼吸をしたこともありました。

それがその人に本当にどう伝わったのかわかりませんが、荒かった呼吸が落ちついていって眠りに入ることはありました。だから、少しは気持ちが安らぐ場合もあったのかもしれません。本当にいろいろ試行錯誤の実習でした。

存在の肯定

もう一つ、「たましいのケア」ということで、「存在を肯定する」ということを大切にしたいと思います。「あなたが今もここにいる、ここに今存在していることを私は知っています」、ということです。

病気で寝たきりになっていたり、長いこと寝ている方のところに、いつも人がいるとは限りません。病棟でもたったひとりぼっちです。看護師さんたちは、もちろんその人を心配して、こうしてあげたほうがいいかな、ああしてあげたほうがいいかなと、お医者さんもいろいろなことをやっています。いろいろな職員が配慮していますが、ずっとその人のところにいるわけではありません。なので、その方から離れたところで看護師さんやお医者さん、チャプレンの先生など、いろいろな人が心配していることがご本人に伝わらない部分も当然あります。

ですから、その人はもしかすると、ひとりぼっちで病室のベッドに寝ていることにすごく孤独を感じる。自分がここにいてもいなくても一緒ではないかという気持ちになることもあるかもしれません。

これは、私がハローワークで出会った方の話とも合わせて考えていたのですが、「自分がいてもいなくても一緒でしょ」と言う人に対しては、「でも私は今ここにいて、あなたがこうやって息をしている、ここで生きていることを私も知っていますよ」と言いたい。つまり、人を通して自分が存在していることを再確認する、ということをお伝えできたらと思います。

でも、私は実は、クリスチャンになって教会に通い、聖書を読むようになっていろいろなことを感じる中で、人と会わずに、誰も私を知らなくても、神さまは知っていてくださるというとらえ方もあるのだ、ということを知りました。はじめは耳で聞いて知りました。そして次に、そういうことがあるのだと頭で理解しました。今は、だんだん自分の気持ちとして実感できるようになってきました。

私の忙しい暮らしの全体を知っている人はこの世に一人もいません。こうやって今、ここで話をしているとか、聖学院で働いているときの仲間がいて、私を知ってくれる人はたくさんいますが、別の場所に行っているときの私を知っている人はまた別の人たちですし、家に帰れば猫がいますが一人ですので、知っている人は誰もいない。だから、今ここで私が泣いても、もがいても、騒いでも、苦労しても、誰もそんなことは知らないのだ、と思うこともあります。

でも、やはりどこかで私のことを知ってくれている人がいるのだと思うだけでも、私はちょっと安心できます。それが、神さまが見てくださっているということなのかもしれないと、最近感じるようになってきました。けれども、「だから悪いことはできない」とはなかなか思わず、そういうときは今は見ていないと都合よく思ったりしますが、つらいときはなぜかそう感じることができます。

おわりに

最後です。図22は、私が「たましいのケア」で大切にしたいと思っていることです。「人は死ぬ時その瞬間まで生きている」ということです。本当に最後に息を引き取る、その手前の一瞬まではその人はまだ生きています。それなのにもうほとんど死んでしまった人のように、あるいはもう死んでしまうから未来はないのでここで終わりと扱ってしまうときが、ひょっとしたらあるかもしれません。

たましいのケア
――私が大切にしたいこと――

● 人は死ぬ時**その瞬間まで生きている**

→全人的「人」として支える

● 人は**死んでも生きている**

→死んで終わりではないことを拠り所としてかかわる

図22

しかし、死ぬその瞬間までは生きているということを忘れてはいけない。そのときは人として生きているわけですから、ただ病気の末期であるとか、もう重篤でどうにも手の施しようがないということではなく、全人的「人」として支える。この人はどういう生き方をしてきたか、この人はどのような環境を持っているか、どんな思いを抱えてこれまで暮らしてきたか、そういうこともトータルに考えて支えたいと思います。

それからもう一つは、「人は死んでも生きている」。矛盾したような言い方になりますが、実は以前、私は死んだら終わりだと思っていました。もうそれっきり。何も後にはないと思っていました。でも今は、死んでも生きていると思っています。姿は見えなくなりますし、体自体はもうなくなっていますから、声を聞くとか、死んだ人が成長していくとか、そういうことはちょっと想像できませんが、でも、やはり生きていると思います。

それは、ほかの人の心の中に残っているという側面もありますし、その方が生きている間にいろいろなかたちで人に影響を与え、その人がいたことによって私の人生がこう変わったとか、その人から教わったから今このようにやっているということもあります。その人とのあのときの思い出をとても大事にしているとか、そういうかたちで生きているというところもあると思います。

ですから、死んだからもうおしまいではないということを拠り所にしながらかかわることも、「たましいのケア」を考えるときに大切なのではないかと思います。

また、本のタイトルは忘れましたが、遠藤周作の本で、「一度死んだ人はもう死なない」というフレーズが出てきたことがありました。まだ夫が亡くなって一年たたないぐらいのころにその文章を読んで、なるほどそうかと思いました。そばで見ていても死ぬまでは、もう死んでしまうのではないかとやはりとても不安です。そばで見ていないときも、もうだめかもしれない、いや、もう少し頑張れるかもしれないと心配です。実際は、思っていたよりもかなり早く死んでしまったのですが、それまでの間も、もしかしたら死ぬのではないかとずっと思っていました。

実際に死んでしまうと、もうその心配はなくなりました。もう死んでしまったので、また死ぬのではないかという言い方は変ですが、その心配はもうなくなるわけです。そういうことも考えると、一度死んだらもう何度も死ぬわけではないので、言葉でうまくは言えませんが、そこから先はずっと生きているのだと感じるところがあります。

それをキリスト教的にどう考えるのかについては、私はまだ不勉強なので、うまく自分では整理ができていません。ましてや、こちらに今日お集まりの皆さんは、全員クリスチャンというわけではないでしょうから、私の言っていることがピンとこないところもあるかとは思います。でも、そうした信仰も拠り所にしながら、あなたは死んだからもういなくなって終わりというわけではない、と口で言うわけではありませんが、そういう思いを持ちながらかかわれたらいいのではないかと考えています。

本日は、私が考える「たましいのケア」について、それほど研究的ではなく、自身の経験から思うところを話させていただきました。

（二〇一五年一月十六日、聖学院大学ヴェリタス館教授会室）

押しつけられた健康観から自由に

――〝健康〟が義務となる検査社会の中で

関　正勝

はじめに

スピリチュアルケアの研究会にふさわしい話が私にできますでしょうか。私の専門は生命倫理(bioethics)で、人間のいのちの始まりやそのプロセス、生殖医療、それから終末期医療の問題について考え、大学などで話をしてきました。

そして今は、嘱託で築地にある聖路加国際病院のチャプレンとして、産科クリニックで、いのちの誕生する喜びに満ち満ちている場面で産後の感謝の祈りを一緒にしています。また、看護師さんたちと一緒に、新生児とどう向き合っていくかということがなかなか困難な出産したばかりのお母さんのケア、話し相手になったりしています。それが終わった午後には、ＰＣＵ(Palliative Care Unit

緩和ケア病棟）に行きます。そこでは、予後が長くて数か月、ときには週単位でターミナルを迎えるというケースが多いのです。そういう意味で、いのちの始まりと終わりの場面でどのようにかかわるかということを日々問われていて、一日が終わるとすごく疲れる感じがしています。

スピリチュアルケアへのイントロダクションとして、緩和ケア病棟でのカンファレンスの話をしましょう。カンファレンスでは、まず、自分たちの病棟にいる二〇人ほどの患者さんたちにかかわっている医師・看護師さんたちから、いろいろな報告を聞きます。その後、ドクターがどういう治療をしているか、そしてその治療がどうなのかということについて意見交換をします。ＭＳＷ（Medical Social Worker　医療ソーシャルワーカー）もそこに加わって、自宅に帰りたい、自宅で生活をしたいという方たちに社会的資源を使ってどう対応するのか、その地域にどういう支援システムがあるかについて意見を言います。そして私たちチャプレンは、それについて、患者さんと医療関係者との間をつなぐようなショックアブソーバー（Shock absorber）、あるいは潤滑油の役割をやらせてもらっています。

そのカンファレンスの中で、スピリチュアルケアについてこういうことが問題なのだなと、すごく感動したことがありました。ある一人のドクターが、「自分は精いっぱい、いろんなことを医師としての知見を持ってやっている。けれど、どうしても患者さんとのコミュニケーションで信頼してもらえない部分があって、自分の治療に対して疑問を持っている。そういう中で、自分が今直面していることをどうしたらいいのかわからない。だから皆さんの意見を聞かせてほしい」と言いました。私は専門性を持ったそのドクターが、真剣に、これでいいのだろうかという疑問を持っていることに感動しました。

そして、私はある一つのインスピレーションを持ちました。専門性（プロフェッショナル）というのは、その小さな専門性の中に閉じこもってしまうのではなくて、自分の前にニーズを持って座っている人に向かって、自分の専門性からどれだけ自由になってかかわることができるかということなのだと思いました。

専門性というのは、自分の専門的な知見で相手を輪切りにすることではない、あるいは病状を説明してしまうことではない。どうしたらいいのだろうかという問いを持ち続けられるか。そして、ニーズを持ったその人の前で自分の持っている専門的な知見からどれだけ自由になれるか。その人に真正面から向かい合えるかどうかということが、その人の持っている専門性であると思ったのです。

かつて一九六〇年代、学園紛争で大学が問われた問題の中に、アカデミズムの一種の「専門ばか」という言葉があったと思います。そういう事柄の中で相手を位置づけてしまう、序列化してしまうことが問われたのが六〇年代の学園紛争だったと思いました。

そういう真の専門性は今、医療の現場でもすごく重要なのではないでしょうか。自分の持っているすべてを、積み上げてきたものさえも相対化できる。自分に向かって座っている方によって自分の知見を相対化させる。この自己の相対化ということをこそスピリチュアルな問題として感じます。

今日は、その辺のことはあまり詳しくはお話しできないと思いますが、健康観の土台となるスピリチュアリティを念頭に、資料を見ながら聞いていただければと思っています。

■検査社会の到来

私が感じているのは、「検査社会の到来〝健康〟が義務となる社会」という講演タイトルにありますように、現在は検査社会が到来してきているということです。境界型糖尿病で一か月に一度、私は近くのお医者さんに行きます。糖尿病とは断定してくれないで、必ず「境界型です。だから常に検査をしなくちゃいけません」と言われます。血糖値やヘモグロビンＡ１ｃ《エイワンシー》の動向がすごく気になるという状況です。要するに、日常的に私たちの生活は検査社会の中で管理されている、という感覚が私の中にはあります。

そしてしかも、「〝健康〟が義務となる社会」というタイトルをつけ、健康にダブルコーテーションをつけました。私が今日お話ししたいのは、「新しい健康観をお互いが持ち合わなくてはならない」のではないかということです。こういう検査社会の中で数字によって表記されてしまう健康観から、もう少し自由になるということが大切なのではないでしょうか。

つい先日も、ある高齢者の方たちとの話し合いがありました。いわゆる健康寿命、健康年齢についてです。後期高齢者になって、さらに男性だったら八一歳、女性だったら八五、六歳まで生きることが可能になった長寿社会です。そういう中での健康とは何か、という話し合いをしました。「サクセスフルエイジング」あるいは「エイジレス社会」というような言葉がありますが、「エイジレス」という言葉を使った介護施設があって驚きました。

サクセスフルエイジングの内容というのは何かというと、自立していることだというわけです。要するに人からお世話にならないで自分のことは自分でやる、そのためには身体的にも経済的にも、そして人間関係においても自立しているということがサクセスフルの度合い、尺度だと言われて、私は驚きました。そんな感覚があって、現代は検査社会だけれども、社会がつくり上げた健康観というのが一体何なのか、それについて私自身は疑問を持っているのです。それが背景にあって、健康施策の歴史のわかる年表資料をつくりました。

つくられる健康観

もとにある優生思想

日本の社会の中には非常に強い優生思想というものがありました（図1～3、一二四―一二六頁）。

「優生保護法」から現在の「母体保護法」へと一九九六年に変わりました。そのように変わってきてはいるけれども、その時代その時代の社会の持っている――私はそれをイデオロギーだと思いますが――価値観が私たちに健康であることを要求してきている、ある特定の価値観を持った健康観を要求してきている、と思うのです。

そして、今の「母体保護法」になって、なお問題があるとすれば何かというと、「出生前診断」というものが現実にせまってきていることです。少子高齢という社会の中にあって、産科・婦人科は出産に対してものすごくサービスを厚くしています。すごいサービスです。これでもか、これでもかと言うほどの日本社会の豊かさというものを産科・婦人科で目にします。私の知っているところではフルコースのフランス料理が出るとか、過剰なまでの妊婦さんに対するサービスが行われています。

そしてその一つとして、血液検査があるのです。「検査で血液をちょっといただくだけですから」と。この言葉の背後にあるのは、ずっと古い一九六〇年後半から始まったトリプルマーカーテストという、三つぐらいの障害がわかるという血液検査です。「血液をちょっといただくだけですから」と妊婦さんに言うわけです。若い妊婦さんは、そのことによって自分が決断しなければならない結果の重大さというものを考えるいとまもなく、血液を提供してしまうという状況が起こります。その結果、三つぐらいの病気、障害があるということがわかれば、羊水穿刺《せんし》に進みます。その結果によっては、中絶を決断することにもなります。

二〇一二年ぐらいから現実になった新しい出生前診断、いわゆる「新型出生前診断」（無侵襲的出生前遺伝学的検査、NIPT：non-invasive prenatal genetic testing）では、採血した血液をアメリカに空輸して遺伝子解析をしてもらうだけで、九九・一％の精度で染色体異常が判定できる。図8（一五四頁）にも書いておいたのですが、そこから返ってきた結果で、陽性だったならば九〇％の人が中絶しているということです。

なぜかというと、そこにもある一つの〝健康観〟があるからと言えます。要するに、障害があったら生きていけないという価値観です。現代社会の持っている価値観は、快適で便利で効率的で衛生的な生活をしたいという願望がもとにあります。だから「優生保護法」の時代には、「不幸な子どもの生まれない運動」というのがありました。あとで詳しく一緒に考えたいと思いますが、一九六〇年代に兵庫県の衛生保健部を中心にスタートしたその運動が、四十数県の都道府県に広がり、一九七〇年の半ばぐらいまで行われました。そして、選別的中絶が行われるようになりました。

そこにも、いわゆる一種の「五体満足という健康観」というものが私たちを支配していることが見られます。そして、それの延長線上としてサクセスフルエイジングに結び付いてきている。しかも日本の医療費が三〇兆円であると。そしてその三〇兆円のうちの三分の一、すなわち一〇兆円が高齢者医療だというわけです。声高にそう言うことでサクセスフルエイジングがいたずらに強調される。このように、時代時代のイデオロギーによる価値観がつくり出した健康観によって、私たちの命が操作されている現実があるように思います。

すなわち単純に言えば、高齢者がサクセスフルエイジングということを言われることによって、介護されていることに引け目を感じたり、負い目を感じたりしていく、あるいは障害者は生きていくということの難しさというものを感じていく。障害者に問題があったり、高齢者に問題があったりするわけではないのです。女性問題というのは、女性に問題があるわけではないです。どこに問題があるかといったら、今日の話の結論でもありますが、社会に問題があるわけです。安倍首相が「女性が活躍できる社会を」とあえて言わなければならないようなかたちで、女性に対する社会の持っている見方・考え方に問題があるわけです。

産むことを強いる社会

今朝の『朝日新聞』(二〇一四年一〇月二四日付)でバッシングが起こっていますが、皆さんはお読みになりましたか。妊娠して子どもを産んで会社に戻ってきたら、主任だったけれども降格されるという問題があると。妊娠が不利益になるという、女性にとって働きにくい社会であるわけです。

そうしたことを通して「産む」ということが困難になっていくにもかかわらず、厚生労働省や自治大臣が何を言ったか。「女性は三十代までに結婚したいと思う人を見つける。四十代になると卵子が老化する。その人との関係の中で子供を産みたいという相手が見つからないなら、少子化を克服するために、一生涯に女性が子どもを産む数(合計特殊出生率)が一・四二だから卵子を凍結しろ」と。

そして、卵子が劣化しないように、老化しないように、政府は生殖医療にお金を出して、一・四二を何としても克服しようというわけです。こうなるとまるで産むことを強いられているようです。それは逆に言えば、産む体を持っている女性は価値があるということです。だから結婚して子どもがいない、あるいは結婚しない人生を選ぶ人たちを何かおかしな目で見て、不完全な夫婦であるとか、変わった人であるかのように思う。それは、人間の体を〝できる〟という機能でもって判断しようとする、序列化しようとする、そういう社会がまさにあるということではないでしょうか。すなわち、個々人が自分の人生を選択し決定する道を閉ざす社会です。(補足:自民党は現在「一億総活躍社会」をうたって、希望出生率一・八の大合唱を展開。二〇一六年現在)

私がつくった年表資料は、あとでゆっくり見てください。このように時代時代によって、そのときの価値観が色濃く健康観をつくり上げていて、そして私たちの生きにくさというものをつくり上げている、ということを申し上げたいのが第一のポイントです。

1859		チャールズ・ダーウィン『種の起源』出版
1866		グレゴール・メンデル「遺伝の法則」を発表
1869		フランシス・ゴールトン『天才の遺伝』出版
1873		ノルウェーの医師ハンセンが「らい菌」を発見
1883		ゴールトン、「優生学（eugenics）」を提唱
1905	日本	雑誌『人性』創刊、「人種衛生」を掲げる
1907	アメリカ	インディアナ州で、知的障害者と遺伝的不適格者の断種立法化。その後、全米30州に断種法
	日本	法律**「癩予防ニ関スル件」**制定。（1996年４月「らい予防法」廃止）
1924	日本	**日本優生学会設立**。機関誌『ユーゼニックス』発行、後に『優生学』と改名
1926	日本	日本優生運動協会発足。『優生運動』創刊
1930	日本	日本民族衛生学会設立。機関誌『民族衛生』創刊（1931年）
1933	ドイツ	ヒットラーが首相に就任（1933年１月30日）「新しい世界、新しい秩序、新しい倫理」を掲げて戦後ドイツの経済的危機を救う存在として登場 ナチス・ドイツにおける「遺伝病子孫予防法（ドイツ断種法）」の制定
1938	日本	「国家総動員法」制定
1939		「宗教団体法」公布 →宗教報国政策 **同時に厚生省**の発足。国家総動員法（国家が必要とするとき、全ての「人的及び物的資源を統制運用」できること）と密接に関係して、厚生省は「人的資源」の獲保という役割を担うべく設置された。→「物とともに人も、一種の消耗品とする発想」

特に15年戦争期（満州事変（1931）ー日中戦争（1937）ーアジア太平洋戦（1941）の時期）に「健康」が強調された。→**「健民健兵」政策**

1928	「理想の健康像」として「桃太郎さがし」を展開：ラジオ体操の全国展開
1930	「日本一の健康優良児」を探す「健康優良児表彰制度」。さらに健康優良児を育てた「母」も表彰された。この制度は、1978年に打ち切られて、現在は全日本健康推進学校表彰に変わっている（「すこやか大賞」）。（鹿野政直『健康観にみる近世』、61頁参照）

図１　優生思想関連年表（１）

1936	日本	日本民族衛生協会が「断種法案」を発表
1937	日本	**「民族優生保護法案」**の提出
1938	日本	良質豊富な「人的資源」の創出を目的に**厚生省**の新設：**予防局に衛生課**が設けられた。→民族衛生研究会を設置。「民族優生」を提唱：「逆淘汰と民族毒（アルコール・麻薬などの害毒）の影響を排除して民族の変質を阻止し、一方優良健全者の産児を奨励し、以って民族素質の向上と人口の増加を図り、国家永遠の繁栄を期する事」。この民族優生はドイツの「人種衛生学」を背景に持つ。 →**「民族優生方策」**が提唱された。 すなわち、1）民族優生思想の啓発：優生思想の啓発。国民の隅々にまで民族優生を徹底する。2）民族優生に関する調査研究：遺伝家系図や双子の記録などの収集をはじめとする、国家的研究調査機関の充実。3）民族毒の予防：梅毒、アルコール、麻薬などの「民族毒」による子孫への悪影響の防止。4）民族優生的多産奨励：健全者の多産奨励。5）遺伝健康方策：「悪質遺伝質」の根絶（隔離、優生結婚、妊娠中絶、去勢、断種）
1939	ドイツ	「T4　障害者安楽死計画」実施。安楽死の名の下に社会的弱者を抹殺。 7～27万人が殺害された。T4とは事務局が置かれたベルリンの Tiergarten-strasse（動物園通り）に由来　→1941年計画終了
1940	**日本**	**「国民優生法」（断種法）可決　→優生保護法の原型** また**「国民体力法」**公布　→「体力手帳」が配られて、そこには巻頭言として「此ノ手帳ハ**国家ガ国民ノ体力ヲ管理**シテ立派ナ皇国民トスル為公布スルモノ」とうたう。 国民優生法の目的は、「悪質ナル遺伝性疾患ノ素質ヲ有スル者ノ増加ヲ防遏《ぼうあつ》スルト共ニ健全ナル素質ヲ有スル者ノ増加ヲ図リ以テ国民素質ノ向上ヲ期スルコト」（第一条） **「悪質な遺伝性疾患」**とは　→社会生活への著しい不適応や社会秩序の紊乱《びんらん》など。その概念の対象者は極端に拡張されていった。 **堕胎罪（明治40年刑法）vs「国民優生法」。産むことを国家が管理した。「予防は優生思想ではない」？**
1947		ニュルンベルク綱領（Nuremberg Code：医学的研究のための被験者の意思と自由を保護するガイドライン）。インフォームドコンセント（説明と同意） →**生命倫理の基本的4原則**（1989年、T.L. ビーチャム、J.F. チルドレス）の萌芽　①「自立性尊重」の原則　②「無危害」の原則　③「慈恵（善行）」の原則　④「正義（公正）」の原則
1948	日本	**「優生保護法」可決**　→1996年「母体保護法」へ改称

図2　優生思想関連年表（2）：「国民優生法」から「優生保護法」へ

1949　日本初の AID（人工授精）児誕生（慶応大学）
1956　ヒトの染色体数が46本と判明
1964　世界医師会「ヘルシンキ宣言」（ヒトを対象とする医学研究の倫理的原則）
1967　バーナード博士、心臓移植実施（南アフリカ）
1968　札幌医科大学和田教授、心臓移植実施 →脳死判定及び移植の必然性などをめぐって殺人罪、業務上過失致死罪で告発 →不起訴処分
→1968年「ハーバード基準」＝「不可逆性昏睡」、1974年日本脳波学会「脳死判定基準」を公表

1968　日本初の羊水穿刺による胎児診断
→出生前診断・選別的中絶による優生思想の遂行

1966　**「不幸な子どもの生まれない運動」全国展開**（1966〜1974年）
1966年兵庫県衛生部が先駆け。兵庫県は羊水検査の費用を県が負担。福祉コスト（養護）削減のために**発生予防対策**として。ナチス・ドイツは民族優生学に基づく障害者の中絶によってもたらされた国家経済への貢献を、ジャガイモや玉ねぎなどに換算して表示。

1968　「母子保健綜合対策の確立に関する意見書」：障害児の発生防止は「不幸な子をもつ家庭の悲劇と経済的負担の解消」に役立つだけでなく、「年々支出されている巨額な国費、地方公共団体の財政負担は大いに軽減するのみならず、生産人口もより多く確保されるなど、そのもたらす成果は非常に大いなるものがある」と記す。

1971　『厚生白書』：「先天性異常の子の親の不幸は測ることができぬほど大きいものがあり、先天性異常についてはその発生を未然に防止することに全力をあげる必要がある」と記す。

1972　脳性麻痺者の団体である「青い芝の会」が、重度の精神・身体障害を持つ胎児の中絶を合法化する内容の優生保護法（現：母体保護法）改正案反対運動を行う。

図３　優生思想関連年表（３）：生命倫理の問題

■生命倫理の問題

内なる優生思想

ここですごく大きな問題として、eugenesis（ユージェネシス、優生）というギリシャ語を取り上げたいと思います。この聖学院大学ではギリシャ語が多くの建物に記されているのに驚いています。エルピスホールというのがあるそうですね。エルピスというのは希望ですが、これはテーマだと思います。図書館の正面の壁には、ギリシャ語で「真理があなたたちを自由にする」とも書いてあり、本当にすごい理念がこの大学には息づいているのだなと感心しました。

さて、この eugenesis の「eu」（ユー）は、「よい」を意味します。eu-thanatos（ユータナトス）、安楽死もそうです。人類には eu（よい）gene（遺伝子）の問題がずっとあって、産業社会の生産性を上げようとか、効率性を上げようとか、快適で便利で衛生的な生活を私たちはつくりたいというときに、必ず出てくるのが、こういう優生思想なのではないかと思います。そしてその優生思想というものが、時代時代ですごく狡猾に私たちの日常に浸透してきていると思います。

かつて女性は産まされる存在だった。だから生殖医療が発達したことのメリットというのは何かといえば、不妊という現実には女性だけに原因があるのではなくて、男性にも原因があることがはっき

1960年代	アメリカにおける公民権運動、女性の権利獲得運動（ウーマンリブ）、環境問題、消費者運動などの高まり
1970年代後半	いのちの始まりと終わりの問題 世界初の心臓移植（1967） 「自然死法」（1976、カリフォルニア州） リビングウィル問題 カレン・アン・クインランのケース　1985年肺炎で死去　→いわゆる「安楽死」・「自殺幇助（積極的安楽死）」問題 『*Encyclopedia of Bioethics*（バイオエシックス百科事典）』（1978、ケネディ倫理研究所スタッフ中心に刊行） ビーチャム、チルドレス『*Principles of Biomedical Ethics*（生命倫理の諸原則）』（初版1979、邦訳『生命医学倫理』1997）
1980年代以降	医療経済問題。ヒトゲノム研究の進展、出生前診断・遺伝子診断、ES 細胞などの問題

図４　「生命倫理学」成立の背景

りしたことです。六組のうち一組が不妊という現実に直面する。その中で大きいのはやはり、無精子症とか精子の活動が弱いとか量が少ないとか、男性にも不妊の原因があるということです。そういう意味において、いわゆる不妊の原因は女性だけにあると言われていた時代が変わったのです。

そして、そういう時代性をもって、生命倫理が出てくる背景には、いわゆる女性たちの運動が大きいと思うのです（図４）。一九六〇年代後半から市民権を得ようと生命倫理が誕生してきたわけです。その背景にはマーティン・ルーサー・キング・ジュニアなどによる公民権運動や消費者運動、あるいはウーマンリブと言われる人権運動が活発になったことにもよっていると言えます。そういう中で、一九六〇年代に生命倫理という学問が病院や大学に、ある程度の市民権を得るようになった、と思います。

ここで申し上げたいのは、主体となった女性の自己決定の問題です。男性にも不妊の原因があるということがわかったということは、抑圧されていた女性に対してはすごく解放だったと私は思います。私が大学で生命倫理の授業をやっていて、出生前診断の問題を取り上げた授業で学生からリアクションペーパーで反応を求めると、一九六〇年代に出てきた言葉、自治体などの「優生思想」を打つ言葉として、「女は産まされるのではなくて、産むか産まないかは女の自己決定」が出てくるのです。

そこで自己決定の自己とは誰なのかということになりますが、関係における自己だと私は思います。関係における自己というとらえ方があって、「産むか産まないかは女の自己決定」という主張がとりあえず出たと思います。

ところが、その「産むか産まないかは女の自己決定」というものが、形を変えた優生思想によって足をすくわれています。かつてのような、一九九六年まで機能していた国家が管理した、産んではいけないという優生保護法はありません。しかし、産むか産まないかをむしろ国家が管理しないと言った上で、すごく隠微に合計特殊出生率を一・四二とか、一・四三にという数字がしきりに出てくるわけです。そして自己決定というきわめて主体的な決断で産むか産まないかが決められていくのに、その女性たちの主体が、関係における自己が、大きく産むことを義務づける政策の影響を受けた自己になっている。内なる優生思想が問題なのです。

すなわち、障害があったら育てられない。健康な子だって育てるのは苦労があるのに、障害があったら育てることはできない、と思ってしまう。多くの青年、学生たちは、「私は宿ったいのちを中絶するのは反対だ」と書くのですが、「しかし今、私はこの現実で、もし宿ったいのちに障害があるなら育てられない。だから中絶してしまうんじゃないか」と、すごく動揺しながら書いています。いのちは地球よりも重いという価値観を共有していながら、しかし社会が要求する健康観、言ってみれば「五体満足という健康観」の中で障害者は育てられないという切迫感というのでしょうか、強迫観念の中に多くの若者たちがいるということを思います。

いのちというのは生きている人間の価値観によって左右されます。かつてお嫁さんは、「内孫を生んでくれ、男の子を」と言われました。男が生まれたらお赤飯炊いて、女が生まれたら「また女?」という感じで、非常に差別的で、生きている人間の都合というものが生まれ出るいのちを左右しました。今だって出生前診断によってそれが行われてしまうということがあると思います。

では、今はどうでしょうか。介護されるなら、息子にではなくて娘にされるほうがいい。結婚したら男は結婚したほうの家につく、だからやっぱり娘がいい、と言うんじゃないですか。このように生きている人間の都合によっていのちが翻弄される。もっと大きく言えば、現代社会の価値観、イデオロギーによっていのちは差別されているということだと思います。

根源的に言えば、セックスと生殖という本当に人間の尊厳にかかわり、人間の創造性にかかわるきわめて重要なその行為が管理されている、すごくソフィスティケートされたかたちで管理されている、ということがあるのではないでしょうか。生きている人間が構成しているのは社会ですから、社会の価値観、時代時代の価値観によって管理されていると思います。

介護ということが出たので話します。うちでは妻の母が脳梗塞で倒れてから一九年半、在宅で介護だったのです。妻は彼女の姉と一緒に一生懸命に母の介護をしていました。ヘルパーさんが来てくれても五時になれば帰ってしまうので、彼女を気分転換させようと思って車でどこかへ連れ出しても、五時が近づいてくると、もう具合が悪くなる。肉親だから余計に母はわがままになって、ふすまが一ミリ開いていると、閉め方が悪いとおこるのです。

肉親であるがゆえに起きる、そういうことを考えると、私は素人ですけれど、「福祉の社会化」というのはすごく大切だなと思います。でも社会化を受け入れるためには、高齢者一人ひとりのそれまでの生き方というものが社会性を取り入れた生き方をしていることが必要です。取り入れない生き方をしていたら、やはり福祉の社会化を受け入れることはできない。やはり娘に介護してもらわなくてはだめだというふうに思ってしまう。

このように、「人は、生きてきたようにしか死ねない」のです。ヘルパーさんが、「先生たちのお宅はこんなに苦労して奥さんがお母様を立派に介護してらっしゃるから、きっとお嬢さんは先生たちが年をとられたときには、私が面倒を見ると言ってくれますよ」と言ったんです。そしたらそこにいた娘が、「いえ、私は看ません」と言いましたね。「そうだよ、そういう感じが大切だ」なんてやせ我慢したことを思い出します。

「人は、生きてきたようにしか死ねない」となると、やはりその人のそれまでの生き方というか、何を大切にして、何に信頼を置いて生きてきたかという、スピリチュアリティにかかわることが、ものすごく問われるのではないかと思います。

　私は今、ＰＣＵに行っていると言いましたが、その緩和ケア病棟ではいろいろな催しがあります。その中の一つに、音楽療法士が来て音楽を奏でてくれたり、紅茶、コーヒー、日本茶を出してくれる、すごく心を和ませるような催しがあります。患者さんはベッドのまま来たりします。そういう催しが火曜日と金曜日に行われて、みんなに喜ばれています。私は当然喜ばれているものだと思っていましたが、あれがうるさいと言う患者さんもいるのです。

　緩和ケア病棟はすべて個室になっていて、特に聖路加国際病院は本当に至れり尽くせりのような状況になっていますが、そのことが患者さんの中に残っている自立心を妨げているのではないかと思うときがあります。ナースコールをやたらに押してしまう。それでナースが飛び出していく。そうすると、「カーテンのあれがどうだ」とかいろいろ細かいことを言いつけます。

　その人はこれまで、社長さんというかたちである組織の中に君臨していて、自分のためにみんなが動く、自分の生活空間はすべて自分に都合の良いように快適で便利な生活ができていたわけです。だから聖路加国際病院に入ってもその生き方を続けようとする。そうすると、火曜日と金曜日の療法士さんの音楽が気に入らないのです。いろいろなニーズに応えて、ソプラノの方の歌とかいろいろな楽器の演奏があります。あるときには「あれがうるさい。私の静かな日々を邪魔している。だからあれはやめてくれ」と言うのです。

　介護の社会化をしていくためにも、他人、隣人を受け入れて他者と共に生きていくということ、もっと言えば自分の弱さというものを実感できているかどうかが重要になります。強い人は何でも自分でやれるから他者を排除します。むしろ邪魔だと思ってしまうのです。

病気になっても弱さを感じない人というのはどこまで強いのかと思うのですが、その弱さというものを受け入れられない人は他者を排除する。弱さと共に生きる経験をした人は、他者の助け、他者のちょっとしたことが自分を癒やしてくれると感じられます。

もちろん言葉が多ければ慰められるということなんて絶対ありません。『旧約聖書』のヨブでもそうです。私の先生だった中沢洽樹《こうき》先生が立教大学で旧約聖書を教えていらっしゃいましたが、先生の著書『ヨブ記のモチーフ』にはユニークな解釈と翻訳があります。

ヨブの奥さんがヨブに「そんなに苦しいなら、それでも神を信じるということを全うしたいのか。あなた、神を呪って死になさい」と言うと、ヨブが「そこらのばかな女の言いぐさだ」と言ってしまうのです。中沢先生はそういうふうに訳します。

そしてその後、エリファズ、ツォファル、ビルダドという三人の友人たちはヨブを慰めようと思って来るのですが、あまりのヨブの苦悩を見て、かける言葉を失って沈黙のうちに一週間を過ごします。しかし、彼らはやがてヨブを慰めようと語りはじめます。ところがヨブが慰められたのは、この沈黙の一週間だったのではないでしょうか。三人は慰めようと思って言葉多く語ったのです。結局、ヨブはその言葉にむしろ傷ついて、「あなたたちが信じている神を私は信じない。神を信じないということが私の信仰なのだ。無神論になるということが有神論なのだ」と言います。

三人は、神は正しい者には正しいものをもって報い、悪には悪をもって報いるのだというような因果律的な信仰というものをヨブにぶつけるわけです。「ヨブ、おまえだって正しかったかもしれないけれど、人間なんだから隠れた罪があるに決まっているじゃないか」と。そうすると「あなたたちの言うことは役に立たない。やぶ医者だ。あなたたちが黙ってくれることが私の慰めだ」と。言葉が多ければそういうことってありますよね。

私の友人の若林一美さんは、親しい者を亡くした方、子どもを亡くしたお母さんたちの会、「ちいさな風の会」をやっています。そこでは、誰か指導者がいてその悲しみを解釈するとか、位置づけることはしないで、ただ思いをぶつけ合う、ただ受けとめる、語り合うことができる。そういうことをやっています。その方の話を思い出しました。

お嬢さんを亡くしてすごく悲しんでいるお母さんがいました。そのお母さんの親友が彼女を慰めようとして、「あなた、もう泣くのをやめなさい。ほら、星を見てちょうだい。〇〇ちゃんはあのお星さまになったのよ」と言ったのです。それは慰めようとした人の精いっぱいの言葉だったのです。でも悲しみの中にあるお母さんは、「うちの娘はあんな寒空に、それでもきらきらと輝いている星なのかと、そう思ったら夜空を見れなくなった」と言ったそうです。そういう話がありました。

若林さんは、「風の会」の中では悲しみを解釈しない。だから、「グリーフワーク」と言わないで、彼女は「グリーフスタディー」と言うのです。悲しみに寄り添う、悲しむ者から学ぶという視点で「風の会」をやっているというところが重要だと思いました。

性と生殖という問題の操作

私が申し上げたいもう一つのポイントは、性と生殖という問題の操作です。図1（一二四頁）の一九〇七年のところです。私が一番気になっているのは出生前診断の問題と同時に、ハンセン病の問題です。図5にまとめました。

一九〇七年に、「癩《らい》予防ニ関スル件」という法律が制定されて、放浪の患者の隔離政策が展開されます。一九〇九年になると全国五か所に公立療養所が開設されました。今ある国立ハンセン病療養所は一三か所です。

そして一九一五年には、東京都東村山市にある国立療養所多磨《たま》全生《ぜんしょう》園の前身である全生病院の光田健輔医師が、患者に対して、いわゆる不妊手術と断種を提案し開始します。ここには要するに、ハンセン病の発生予防と根絶という考えがあります。その時代の知識として遺伝病だというハンセン病に対しての考えがあり、そういうことから「無らい県」、らい患者のいない県をつくろうという運動が起き、強制的に収容するということが、一九三一年の「癩予防法」によってつくり上げられました。だんだん戦争が厳しくなっていくにしたがって、「予防法」が二度も三度も改定されて強制収容は続き、そして優生思想によってつくり上げられて、不妊手術と断種が行われたのです。

しかしそれにもかかわらず、全国に産まれた子どもがいました。もうご存じの方は多いと思います。その強制堕胎された胎児がホルマリン漬けでそのまま保存されていたのです。それで私たちは、「く

1907	法律**「癩予防ニ関スル件」**制定。 療養所設置の法定化 →放浪患者の隔離を開始
1909	全国５か所に連合府県立療養所開設（1941年、厚生省に移管）
1915	光田健輔が患者を対象とした断種を開始
1931	**「癩予防法」**（旧法）制定。全患者が隔離対象となる
1936	**「無癩県運動」**全国展開（「根絶20年計画」による）
1943	米国で治療薬「プロミン」の効果公表 1950年代になると静脈内注射のプロミンから経口投与のダプソン錠剤（DDS）に変わり、在宅治療、外来通院治療が可能となった。そのため世界各国は、1950年代から60年代にかけて強制隔離政策をやめ、ハンセン病隔離法を廃止していく。
1946	日本で「プロミン」製造に成功
1948	優生保護法施行。患者の不妊手術・中絶手術の合法化
1953	**「らい予防法」**（新法）制定。隔離政策を維持
1996.4	「らい予防法」廃止
2002.10	検証会議（ハンセン病問題に関する検証会議）初会合
2003.11	熊本県黒川温泉のホテルでの元患者の宿泊拒否事件
2005	検証会議最終報告書を公表

図５　「らい予防法」関連年表

るみくるまれるいのちのつどい」をつくったのです。いのちというのは、くるみくるまれて誕生してくるはずだと。なのに生まれ出ることができなかった、生きることができなかった子どもたちを標本としてしまったことに対して、異議を申し立てています。

一九五三年の「らい予防法」は一九九六年に廃止されました。このとき「優生保護法」も「母体保護法」に替わるわけです。二〇〇二年十月には検証会議（ハンセン病問題に関する検証会議）が初会合を開き、立派な検証記録が残されることになりました。その中で、同時に焼却処分にされることになったホルマリン漬けにされた胎児を、私たちは着せることのできなかった産着を着せるように大切にするという動き、「くるみくるまれるいのちのつどい」をしているのです。

ハンセン病資料館として一番最初にできた、旧高松宮記念ハンセン病資料館、多磨全生園に隣接する国立ハンセン病資料館に展示してもらえないかと言いましたが、無理でした。そして一番最後に、今、沖縄県名護市の国立ハンセン病療養所沖縄愛楽園内につくられようとしている「交流会館」に常設でなく企画展でもいいから展示してほしいと、みんなが園の中で生活したお母さんたちの肌着で産着を縫っています。着せたかったけれど着せられなかった産着を。そしてそれは、いのちが「優生保護法」のもとで操作されてしまった歴史を、いのちの尊厳がいたく傷つけられた歴史を展示しようとやっていることなのですが、なかなかオーケーはもらえません。

沖縄愛楽園は、聖公会という英国教会の伝道師で、一九二七年に来島した青木恵哉《けいさい》が中心になって、市民運動のようなかたちで出来上がりました。青木自身も、らい患者でありました。かつては国立でも何でもなく、自由な風土があったので、そこなら可能だろうと言ったのですが、まだ無理なようです。

そして、愛楽園で聞き書きをしているとき何よりもつらかったのは、九〇歳ぐらいのおばあさんに産着を縫って展示したいとお話ししたら、やはり展示はつらいと言うのです。「いのちのあかしだけれど痛い」と一言おっしゃったのです。その言葉を聞いて、私たちは一つの思い上がりにすごく気づかされました。

一番私が申し上げたいのは、「らい予防法」による隔離政策、そしていのちの尊厳にかかわる性と生殖という問題が国家によって管理・操作されていったということです。

そして、この「らい予防法」の問題もさることながら、皆さんとご一緒に復習したいと思っているのは「優生保護法」のことです。「優生保護法」の第一章第一条にはこう書いてあります。「この法律は、優生上の見地から不良な子孫の出生を防止するとともに、母性の生命健康を保護することを目的とする」と。すごいですよね。この法律は優生上の見地から不良な子孫の出生を防止すると。産んではいけないわけです。

そして第二条には「この法律で優生手術とは、生殖腺を除去することなしに、生殖を不能にする手術で命令をもつて定めるものをいう」と。

さらに第二章の優生手術の第三条一項になると、「医師は、左の各号の一に該当する者に対して、本人の同意並びに配偶者（届出をしないが事実上婚姻関係と同様な事情にある者を含む。以下同じ。）があるときはその同意を得て、優生手術を行うことができる。但し、未成年者、精神病者又は精神薄弱者については、この限りでない」と。

どういう人かというと、第一号「本人若《も》しくは配偶者が遺伝性精神病質、遺伝性身体疾患若しくは遺伝性奇形を有し、又は配偶者が精神病若しくは精神薄弱を有しているもの」。第二号「本人又は配偶者の四親等以内の血族関係にある者が、遺伝性精神病、遺伝性精神薄弱、遺伝性精神病質、遺伝性身体疾患又は遺伝性畸形《きけい》を有しているもの」。そして最後の第三号「本人又は配偶者が、癩疾患に罹り、且つ子孫にこれが伝染する虞《おそ》れのあるもの」と。これは遺伝病では全然ないわけですけれども、癩病もここに書き込まれているのです。

このように列挙された病気である者は中絶すること、産んではいけないと言っているわけです。学生用の「優生保護法」の資料プリントの裏に私が入れるのは、ご存じの、明治四十年にできた刑法の「堕胎罪」です。若い学生たちは、「え？」という感じです。

「堕胎罪」は「妊娠中の女子が薬物を用い、又はその他の方法により、堕胎したときは、一年以下の懲役に処する」です。すなわち、国家は堕胎してはいけないと言っているわけです。だから、堕胎、中絶した場合には罰するとしています。けれども一方で、「優生保護法」、そして名前を変えた「母体保護法」のもとでは産んではいけないというわけです。ここにある「産むか産まないかということの管理」は、その時代の価値観、特に十五年戦争に至るまでの富国強兵、いわゆる強力な身体力を持った兵隊をつくる、その国策のためでした。「優生保護法」の成立についてはあとで述べます。

参考文献に挙げておいた早稲田の鹿野《かの》政直先生の『健康観にみる近代』は、すごく教えられることが多かった本です。やはり、時代時代のイデオロギーによって健康の時代、体力の時代と変わってきているのではないかとおっしゃっています。このように国家によって命が管理されているわけです。

健康観への挑戦
――多様性（個性）を生き、生かす共生社会へ

社会に押しつけられた価値

そして、結論を急ぐようですが、今の私たちの「内なる優生思想」は、ほかでもない「障害がある子を育てることはできない」につながるわけです。それを誰が言っているのかというと、社会が言っているのです。障害者福祉の中で、「ノーマライゼーション」が言われますが、「何をノーマルとするの？」と思います。五体満足という一つのイデオロギー化され、規格化された健康観の中でノーマル（他律化された）と言っているだけです。

千葉療護センターには、交通事故、例えばオートバイの事故などで、いわゆる植物状態の生活を強いられた若者が多くいます。そこで院長をしていた堀江武さんは脳神経外科の先生でした。その先生のところへ、立教大学のコミュニティー福祉学部のフィールドワークで私はいつも行かせてもらっていました。

そこに行って、看護師やドクターが集まっていろいろな話をしていたのですが、病棟を回らせてもらったのです。カンファレンスが終わって、堀江先生は、「学生諸君、君らの感想は何だ」「ここでは

機能を回復しているんだよ」と言うのです。「どういう意味ですか」とみんな驚くのです。そうしたら、「まぶたの動きだとかそういうものによって意思表示してくれているんだ」と先生は言うのです。

それで学生が、「先生は脳神経外科医として手術もできない中、こういう病院に先生を引き留めているのは何ですか」と失礼な質問をするのですが、先生は「ペイシェント（患者）がいる」と言ったのです。これは本当に鳥肌が立つぐらいの言葉でした。さらに失礼にも学生が言った言葉は、「先生、僕はあれが機能回復だとは思いません。彼のやっていることが機能回復だとは思いません」と。先生が「じゃあ何だ」と言ったら、「僕にとっての機能回復はサクセスフルエイジングと同じです。要するに自立して社会生活できるということです。他人の世話にならないことです」と。今まで見込みのある学生だなと思っていたけれど、結局はファンクショナリズム、できるという機能によってしか人を見ていないのかと驚き、失望しました。

そこで、もう一つのテーマとして、存在そのものが価値だと言いたいのです。世の中が持っている価値観というものを押しつけられることなく、単純に「あなたはあなただからそこに存在していい」と言われている、そういう価値が人にはあるのだと私は思います。

聖書の創世記二章二五節には「二人とも裸であったが、恥ずかしがりはしなかった」とあります。すなわち、最初の人間は裸だったけれど恥ずかしいとは思わないと書いてあるのです。裸だということは、その人がどのような社会的な働きをしているとか、社会の要求する価値を持っているかに関係なく、あなたは単純にあなただから価値がある、それゆえそこにいていいと。存在はイコール価値だと思います。それを覚悟しないで、存在と価値を分離して、社会生活でどのようであるとか、あるいは給料をどのぐらいとっているとか、社会的に誰がどう評価されているかを見てしまう。誰かによって評価されているということで序列化されるという現実が起こると私は思います。

「見よ、それは極めて良かった」(創世記一・三一)とあります。いったんは存在が価値だと受けとめなければいけない。ところが現代は、存在と価値とが分離しているのです。それが聖書にはまさにそのまま出てくるのです。初めの人間は裸だったけれど恥ずかしいと思わなかった。ところが創世記の三章では何が起こるでしょうか。禁断の木の実をとるわけです。見て美しく、食べるのにおいしそうだったというので禁断の木の実をとると、二人は目が開けて、自分たちが裸であることを知り、イチジクの葉をとって腰に巻いた。

初め裸だったけれど恥ずかしいと思わなかったときには、女性を見て、「これこそ私の骨の骨、私の肉の肉」(創世記二・二三)と、こんな表現をしていたわけです。いてくれることに感謝です。あなたはご飯をつくってくれるから、家の中をきれいにしてくれるから、子育てやってくれるからと、「から」と理由をつけて、あなたは価値があると言うのではないのです。単純に、あなたがあなただから「私の骨の骨、肉の肉」と言えていた。

けれど禁断の木の実をとって自ら神のようになろうとした(価値判断の基準となろうとした)人間はどうなったかというと、「あの女が私を誘惑した」と。「私の骨の骨」とこんな言葉をかけていたのに、「あの女が」と言うわけです。最後にはみんな責任転嫁で「あの蛇が」と言うわけです。そして腰にイチジクの葉をまとうことになった。このイチジクの葉っぱとなるものが世間の価値観だと思うのです。世の中がつくったイデオロギーとしての価値だと思います。それがないと恥ずかしくて生きていけない。

だから、「社会生活で他人に世話にならないで生活できればいい。それが価値だと思うから、僕はあれが機能回復だとは思いません」と、その病院で、脳神経外科医をそこに引きつけているものが「人格としての患者だ」と言い切ったそのドクターの前で、若者は言ってしまうのです。そういうところに内なる優生思想があります。「産むか産まないかは女の自己決定」と言って獲得した権利が、足をすくわれているのです。

すなわち自己決定によって障害者差別、障害者排除というものが現実になってきていると思います。

産んではいけない命はあるのか

「優生保護法」では、別表で、病気の名前を列挙しています。遺伝性精神病として、精神分裂、そううつ病、てんかん。遺伝性精神薄弱。顕著な遺伝性精神病質として、顕著な性欲《せいよく》異常、さらには顕著な犯罪傾向。続けて、遺伝性身体疾患などたくさん挙げられています。壮健な国民をつくろうとしたのではないかと思いますが、いかがでしょうか。

「優生保護法」のもとになった一九四〇年の「国民優生法」は図2（一二五頁）のちょうど真ん中

です。日本はドイツの医学を学んでいますから、ドイツの影響はすごく強くあったと思います。一九三九年にドイツの「T４計画」があります。

図１にあるように、ヒットラーが政権をとるのは一九三三年ですが、新しい政策、新しい倫理、新しい秩序をめざす第三帝国をうたって、「マインカンプ（我が闘争）」を立ち上げるのがいわゆるナチズムでした。そしてワイマール憲法下、第一次世界大戦以降の疲弊したドイツを回復するのが私だ、国家社会主義だと言って、ヒットラーは登場してきます。

アベノミクスではないけれど、内閣支持率で出てくるのはやはり何といっても経済です。憲法九条ではないのです。怖いなと私は思っています。違いますか、皆さんはどうでしょうか。

経済が良ければいいのだと。だから出生前診断をやって障害があれば中絶する。ヒットラーだってそうでした。数を書いておきました。二七万人の障害者が殺害されていきました。Ｔ４の「Ｔ」は Tiergartenstrasse（ティーアガルテンシュトラッセ　動物園通り）のＴで、この計画の事務所がその通りの四番地にあったからです。それで障害者を安楽死施設で殺害しました。これだけの人数を殺害したことによってドイツの経済が潤ったというのです。何によって潤ったかというと、数量として、ジャガイモはどのぐらい浮いた、キャベツが幾つだ、ニンジンが幾つだと言っています。

かつて日本も、一九三九年に厚生省ができた背景は何かというと、すぐれた健康を持った、壮健な体を持った兵士をつくるという国策です。その兵士をたくさん産んだお母さんは同時に表彰されたのです。結婚しても子どものいない夫婦は何かおかしいとか、独身を全うすることはおかしいとか、何かそういうところが、これをすごく引きずっているように私は思います。

一九三八年には「民族優生方策」が提唱され、そして一九四〇年には日本の「国民優生法」ができました。そして「国民体力法」もできるわけです。「体力手帳」が配られて、その巻頭言にこういう言葉がありました。

「此ノ手帳ハ国家ガ国民ノ体力ヲ管理シテ立派ナ皇国民トスル為公布スルモノ」である。

そしてその国民優生法の目的はさらに言えば、「悪質ナル遺伝性疾患ノ素質を有スル者ノ増加ヲ防《ぼう》遏《あつ》スルト共ニ健全ナル素質ヲ有スル者ノ増加ヲ図リ以テ国民素質ノ向上ヲ期スルコト」と。悪質な遺伝性疾患とは何かというのは、先ほど挙げたようなものです。

そして私の一番の疑問は、明治四十年の「堕胎法」があって、産むか産まないかは国家が管理したわけですが、今の予防（プリベンション）というのは優生思想ではないのか、ということです。現在の「母体保護法」のもとでは女性が決断していくから、国家が産むなと言っているのではないという。でも本当にそうでしょうか。私たちは障害があったら不幸だとすり込まれているのです。いかがでしょうか。だからサクセスフルエイジングが幅をきかすのだと思います。

次に、一九四八年にできた「優生保護法」の問題です。図6にありますが、この法案の目的は「母体の生命健康を保持し、且《か》つ、不良な子の出生を防ぎ、以《もっ》て文化国家建設に寄与すること」でした。新しい日本を取り戻す。何かどこかの選挙広告かなと思いますが、どうでしょうか。そういう選挙ポスターがありましたよね。

1947年の優生保護法案

1947年、帝国議会に提出された社会党の優生保護法案第一条では、この法律の目的は、「母体の生命健康を保護し、且つ、不良な子の出生を防ぎ、以て文化国家建設に寄与すること」と記されていた。

「不良な子」の名の下に、その対象が拡張。「悪質な遺伝性素質」（「遺伝性の精神病」など）や「遺伝性は明らかでなくとも、悪質な病的性格、酒精中毒、根治し難い梅毒」などを有する者、さらにハンセン病療養所の入所者や、「病弱者、多産者、又は貧困者」で出生児が「病弱化し、あるいは不良な環境のために劣悪化する怖れ」がある場合もまた、「不良な子孫」をもたらす原因とされ、中絶や不妊手術の対象とみなされた。（米本・松原ほか『優生学と人間社会』、185頁）

国民優生法よりも強化された優生規定——強制断種が発動

この法律は、措置入院制度が公安維持を主目的にするなど、社会防衛的性格が色濃くあった「精神衛生法」の1950年成立を受けている。優生保護法は、「精神衛生法」と「らい予防法」（1953年制定）という２つの法律と連携して適用された。優生保護法（1948〜1996年）のもとで実施された不妊手術は845,000件、そのうち強制的不妊手術はおよそ16,500件、ハンセン病による不妊手術は約1,550件であった。（松原洋子「日本の優生法の歴史」、『優生保護法が犯した罪』、105頁）

優生結婚の意義が強調され始める

「一人の異常児はその子や家族の不幸だけでなく、社会全体の負担になることも考えれば、私たちは良識を持って、少しでもこの不幸を少なくする義務があります」（「結婚生活と遺伝」『婦人生活』、1972）

厚生省に「心身障害児の発生予防の総合的研究」、「心身障害児の発生予防及び早期発見の経済効率に関する研究」などの研究班が立てられる。「不幸な子ども」「本人の不幸」「社会の負担」などの表現が見られる。

「不幸な子ども」とは：「産まれてくることを誰からも希望されない子ども」「……各種の障害をもった子ども……たとえば……」「産まれて来る子どもの苦悩に満ちた生活を和らげるための中絶……」（松原洋子「日本——戦後の優生保護法という名の断種法」、米本・松原ほか『優生学と人間社会』、209頁）

これらの表現に見られる理解には、安楽死や慈悲殺が通底。→**選別的中絶**

図６　優生保護法

その下の引用にありますように、「『不良な子』の名前の下に、その対象が拡張」されて悪質な遺伝性疾患というのがどんどん増えていったのです。「『遺伝性は明らかでなくとも、悪質な病的性格、酒精中毒、根治し難い梅毒』などを有する者、さらにハンセン病療養所の入所者や、『病弱者、多産者』」と。たくさん子どもを産んだお母さんは、表彰されたと思ったら、産み過ぎたら今度は問題になるわけです。「『又は貧困者』で出生児が『病弱化し、あるいは不良な環境のために劣悪化する怖れ』がある場合もまた、『不良な子孫』をもたらす原因とされ、中絶や不妊手術の対象とみなされた」と。これは、米本昌平・松原洋子ほか著の『優生学と人間社会』に載っているところです。参考文献に挙げておきました。

それから、一九五三年に新法として「らい予防法」がさらに出て、いわゆる強化された優生規定がどんどんできていきました。それが選別的中絶を増やしました。

今は「母体保護法」の時代になって、そしていよいよ、いわゆる生殖医療技術というものが私たちの体に大きく影響してきています。保護の対象とされる母体という思想の背後に、産むことを強制する考えが見え隠れしています。「優生保護法」、「母体保護法」にかかわりなく、産んでいいいのちと産んではいけないいのちが私たち自身の中に内在化されている。それをつくり上げているのは「出生前診断」というものだと思います。

誤解を招かないために言えば、出生前診断というのはある意味において大切だと思います。すなわち、生まれてくる子どもに対して若いご両親がどういう準備をしてその子どもを迎えようとするか。そういう迎えるための準備をするということであるならば、それは大切だと思います。

けれども、その結果によって九〇％以上が中絶する。これはいわゆるいのちの選別です。男性に不妊の原因があったとき、人工授精が行われます。女性の輸卵管の問題などで不妊という現実が起こったときには体外受精、いわゆる試験管ベビーみたいなかたちで行われます。

そして日本では代理母が認められてはいないわけですけれど、諏訪《すわ》マタニティークリニックの根津先生は「ニーズがあるのだからやる」と言うのです。これが医学の典型です。ニーズがあるのだからニーズに応えて何でいけないのかと。患者に対して最善をなす、医師の全知識をもって善をなす、という「ヒポクラテスの誓い」によっているのだからいいことをしているんだ、ということになりかねない。

医師になるときにみんなが誓ったあの「ヒポクラテスの誓い」が批判されるようになったのはどういうことなのか。図7（一五三頁）の一九七六年の前に、「家父長主義（paternalism）」という言葉を入れました。いわゆる「転ばぬ先のつえ」みたいなものです。

事件がありました。しつけと虐待との区別が現代ではなかなかつかなくて、札幌の高校生はお祖母様とお母様を殺してしまうのです。何で殺したのかといったら、あの厳しいしつけから解放されたかったと。ご両親はしつけだと思っていたけれど、彼女からすれば虐待だった。この親子の信頼関係が欠けているから、そうなった。こういう家父長主義——医者は善をなすものという大前提、父は子どもに善をなす――には気をつけなければなりません。転ばぬ先のつえと、「おまえはここから出ていったら風邪を引いて治らないのだから、お父さん、お母さんの言うことを聞きなさい」と言って我が家に子どもを閉じ込めてしまう。子どもの自立というものを妨げてしまうようなものが家父長主義だと思います。

現代医療の中でもそういう問題がかつてはありました。だからインフォームド・コンセントが重要。患者の自己決定権を尊重する十分な情報を与えられた上で、患者がその医療をコンセント（同意）する。私は同意というよりもチョイス（選択）だと思います。「こういう選択肢があります」と言われた上で、患者としての主体性を持って決断するということが大切になってきました。自己決定権も大切になってきたし、セカンドオピニオンも大切になってきました。そういう中で、「ヒポクラテスの誓い」がある意味相対化され、そして患者の権利宣言というものが一九八〇年代から出るようになったと言うことができると私は思います。

先ほども触れましたが、図3（一二六頁）にあるように、一九六〇年代に「不幸な子どもの生まれない運動」というのがありました。羊水穿刺のことを書いた一九六八年の下です。

一九六六年、「不幸な子どもの生まれない運動」が、兵庫県を先駆けとして全国展開されました。ナチスドイツがジャガイモと障害のある子どもの命を等価に扱ったように、トリプルマーカーテスト（血液検査）をただにしたのです。ただにしておいて何を言ったかというと、福祉コストが削減できる。その障害のある子どもにかかる福祉年金のことを考えれば、発生するときの予防対策としてやったほうが安上がりだと。出生前診断は、だから結果によっては中絶しないならやる必要ないとまでこの時代は言ったのです。そして「不幸な子どもの生まれない運動」が全国展開していきました。

一九六八年もそうです。こうやってつくり上げられていくのです。「不幸な子をもつ家庭の悲劇と経済的負担の解消」のために、この母子保健綜合対策が必要だと。「年々支出されている巨額な国費、地方公共団体の財政負担は大いに軽減するのみならず、生産人口もより多く確保されるなど、そのもたらす成果は非常に大きい」と言われました。

一九七一年の『厚生白書』は、「先天性異常の子の親の不幸は測ることができぬほど大きいものがあり、先天性異常についてはその発生を未然に防止することに全力をあげる必要がある」としています。

そういう意味で、優生結婚の意義が強調されました。図6の下のほうにまとめました。『婦人生活』（一九七二年）の中では、「一人の異常児はその子や家族の不幸だけでなく、社会全体の負担になることも考えれば、私たちは良識を持って、少しでもこの不幸を少なくする義務があります」と言われています。

「心身障害児の発生予防の総合的研究」、「心身障害児の発生予防及び早期発見の経済効率に関する研究」などの研究班が厚生省につくられ、「不幸な子ども」「本人の不幸」「社会の負担」をなくすためにということがうたわれるようになります。これは、選別的中絶へと向かいます。

「不幸な子ども」というのは誰かというと、「産まれてくることを誰からも希望されない子ども」。これはダブルスタンダードという、現在障害を持って生活していらっしゃる方にとっては、こういう言葉というのはどれほど残虐であるかと思います。

「……各種の障害をもった子ども、たとえば云々」と病名が出てくるわけです。「産まれて来る子どもの苦悩に満ちた生活を和らげるための中絶……」と。どうですか。こういう表現は、死の場面で安楽死を尊厳死と言うのと変わりないのです。ユーフェミズム（euphemism 婉曲語句《えんきょくごく》）というか、どろどろした現実を美しい言葉でカモフラージュする。安楽殺人であるのにかかわらず、慈悲殺（mercy killing）だと。痛みとか苦しみを和らげてやったのだ、だから殺人でないというようなものです。私が生命倫理の問題でいつも感じることは、美しい言葉に気をつけろということです。美しい言葉でその境界線上にある事柄をごまかしてしまうことがすごくあるのではないかと思います。

そして、若いお母さんたちが望んだ妊娠で、体外受精や人工授精、提供卵子によって出産することを望んだ妊娠であったとしても、望んだ妊娠であったにもかかわらず、多くの人がセレクティブアボーション（選別的中絶）をやってしまうのです。なぜ選別するのかというと、存在と価値が分離しているからだと思います。

私の友人も上の子にいわゆるある障害があります。妊娠したら出生前診断を当然お医者さんは勧めるわけです。それに対して彼女は、「もしその結果によって自分の心が揺らいだりするのだったら、長男の命というものも否定することになるから私は受けません」と言っていました。

生命倫理と健康

さらに、脳死臓器移植の問題も健康が義務となる社会と大きくかかわってきていると思います。図7に「生命倫理学への動き」をまとめておきました。成立の背景は図4で見たとおりです。

日本での改正前の「臓器移植法」（臓器の移植に関する法律）では、臓器提供カードを持っていて意思表示している人の場合は脳死でもって死だと判定されていい、他方、臓器移植の意思表示をしていない場合には、心臓死まで待って医療行為を続けると言っていました。けれども、二〇一〇年の「改正臓器移植法」では、脳死判定を拒否する意思表示をしていなければ、一律、脳死は人の死として移植を進める、と言ったのです。脳死は人の死だけれど、当分の間は心臓死まで待ってあげる、医療行為を続けることにする、というものです。

心臓死まで待つと、医療費が猛烈にかかります。そうしたら負担が大きくなります。だから、「先生はよくやってくれました。だから脳死で認めましょう」と、家族が言うことになってしまうのではないかと危惧するのです。こういう問題も、健康にかかわる価値観というものが大きく影響しているのではないかと思います。

図8に「生殖医療の光と影」というタイトルをつけました。ここにはいろいろな問題があります。ポイントは、やはり特定の健康観が義務となっているということです。体外受精、代理出産の問題があります。代理母に産んでもらったオーストラリアの婦人が障害のある子を引き取らなかったでしょ

1969	米国	**ヘイスティングス・センター設立**（生命・医療倫理専門の民間シンクタンク）
1971		**ケネディ倫理研究所設立**。I.ラムセイ『人格としての患者』（1970）
1970	日本	「心身障害者対策基本法」実施 →1993年改正。この改正障害者基本法は「すべての障害者は、社会を構成する一員として社会、経済、文化その他あらゆる分野の活動に参加する機会をあたえられるものとする」→ノーマライゼイションの理念を明確にした。 日本病院協会「患者の権利と責任」を発表。「ヒポクラテスの誓い」批判 →家父長主義（paternalism）批判
1976		太田典礼「安楽死協会」設立（のちに日本尊厳死協会に改称） →尊厳死法制化運動活発化
1983		厚生省「脳死に関する研究班」発足→判定基準作成へ
1985		「脳死に関する研究班」（班長：竹内一夫）「竹内基準」＝「厚生省判定基準」
1988		**日本生命倫理学会**設立
1989		脳死臨調（臨時脳死及び臓器移植調査会）設置
1992		（1.22）脳死臨調が脳死を「人の死」と認める答申 脳死は全脳死。臓器移植を認める報告〔少数意見を付して〕
1997		脳死後の臓器提供を可能にする**「臓器の移植に関する法律」**成立 →1999高知赤十字病院で脳死臓器移植法の下での最初の移植
2009		**改正臓器移植法成立**
2010		改正臓器移植法実施。移植において「脳死は人の死」と定義 本人の意志表示 vs 家族の承諾。幼児からの臓器提供
2014	ベルギー	（2.14）子どもの安楽死合法化。18歳未満の未成年の子どもにも拡大

図７　生命倫理学への動き

う。そしていろいろな批判が出たら、「受け取る。受け取らないと言ってない」と報道されています。図９に代理母の契約内容を挙げました。代理母によって産まれる場合は、代理母の健康が、同時に夫婦関係なども徹底して医師によって管理されるということを見失ってはなりません。身体の部分化・機能化が見られます。さらには、経済格差による女性の身体の利用の問題があるわけです。アジアの女性たちの貧困問題も背景にあります。

1978	英国	ルイーズ・ブラウン　初めての体外受精児として誕生。 以来、生殖医療による誕生は世界で500万人。日本で体外受精で生まれた子ども27人に１人（2012）
1983	日本	国内初の体外受精による子どもの誕生（東北大学） →日本産科婦人科学会「体外受精・胚移植に関する見解」承認。 日本の体外受精数：26万9659回（2011年度）
1984	英国	ワーノック報告書　→1990「ヒトの受精および胚研究に関する法律」 （翻訳：『生命操作はどこまで許されるか』協同出版、1992）
1985	日本	日本産科婦人科会「ヒト精子・卵子・受精卵を取り扱う研究に関する見解」 （…「受精卵は２週間以内に限って、これを研究に用いることができる…」）
1997		日本産科婦人科学会が AID（非配偶者間人工授精）を認める。 「49歳、自分の卵子で体外受精・出産」（2009/２/26『朝日新聞』夕刊）国内最高齢? →学会は性同一性障害者の人工授精を容認（2011）。嫡子として認める（2013） 実母が子宮摘出の娘の子を代理出産（2006）。諏訪マタニティークリニック（根津八紘医師）すでに20件の代理出産。11件で13人が誕生。60歳代女性の出産も受け入れ（「卵子提供で60代も妊娠」07/11/14『朝日新聞』朝刊）
2012		**新型出生前診断の登場　→「ダウン症を妊婦血液で診断」精度99%** 7775人が受け、陽性判定141人、異常が確定した56人のうち９割以上が**中絶望む**（2014/４/20『朝日新聞』朝刊）→『完全な子ども』願望
2013		**デザイナーベビー**（「親が望む特徴を持つ子どもを作る」） 日本生殖医学会**「未受精卵子および卵巣組織の凍結・保存に関するガイドライン」**（健康な独身女性も対象に）（11/15）

図８　生殖医療の光と影

代理母の身体＝妊娠し子どもを出産できる身体が、価値があるということ。要するにそれが健康観です。女性の健康というのは子どもを産むということに再び戻ります。「嫁《か》して三年子なきは去れ」みたいな言葉がまた生きてくるわけです。もしだめだったら体外受精をやれば、と言われます。

生殖医療と人間の尊厳・人権の問題については図10にもまとめてあります。出産に関する問題を図11に挙げました。

代理出産契約:

1）妊娠したら薬を一切飲んではいけない

2）羊水検査を受け、胎児に障害があれば中絶すること、その場合は報酬なし

3）流産・死産には１千ドル、健康な子が生まれたら１万ドルを受け取る

4）出産後、ただちに養子契約にサインし、親権を放棄する

5）２年以内に妊娠しなかったら、報酬はなし

出産後の問題

・ベビーＭ事件（赤ちゃん引き渡し拒否）（1985）

・夫婦離婚、赤ちゃん帰国困難に（2008）（2008/8/8『朝日新聞』朝刊）

・離婚した元妻が女児の引き取りを拒否　オーストラリア人夫婦（2008）

・代理母から障害のある子の引き取りを拒否（2014）

・向井亜紀夫妻のケース

最高裁判決「たとえ自分の卵子でも、代理出産してもらった子は実子とは認めない」

→「特別養子制度」を薦められる。

・子どものアイデンティティ問題――出自を知る権利「帰えれぬ赤ちゃん」

野田聖子氏の場合――“それでもわたしは産みたい”第三者提供の卵子で出産

→生まれた子どものその後の苦悩、「出自を知る権利」

図９　代理出産の悲劇

私の学生のケースです。

結婚して三年ぐらいたっても妊娠できない。そうしたらしゅうとめが、「あなたたちどうしてるの」と問うのです。「私たち夫婦仲はいいんです。夫婦生活だってちゃんとあります」と言ったら、「あなたたち、そういう人間的努力じゃないのよ。東北大学の鈴木先生（国内初の体外受精を実施した先生）のところへ行って体外受精を受けなさい」と言うわけです。

彼女たちは体外受精を繰り返して四クールまでやるのです。男性のドクターに徹底して彼女の身体が管理されるわけです。旅行へ行くにも、あるいは性的な関係を持ったときにも、いろいろなものをすべて報告しなければならないわけです。

人間の尊厳や人権の侵害の視点が重要

・**「余剰胚問題」・男女産み分け問題**

多胎妊娠（→減数手術）を避けるために移植する受精卵数を制限している。

タイで「日本人急増　年に30組」（2011/９/25「朝日新聞 DIGITAL」）。男女の産み分けでは、「親の好み」をかなえるために、望まない性の受精卵を廃棄しており、より倫理的な問題が多い。

・**権利という立場からの主張**

（金城清子『生殖革命と人権――産むことに自由はあるのか』）

・**マイノリティの人権にかかわる問題**

不妊という現実は人口の10％。すなわち、マイノリティ問題。不妊の人々の生殖の自由・権利や家族を形成する権利、科学技術を利用する権利という観点からも検討し、国家などによる技術利用権利への介入の是非が考察されなければならない。

（金城清子、前掲書）

1997年の欧州審議会による「人権と生命医学条約」や同年のユネスコ「ヒトゲノムと人権に関する世界宣言」では、科学研究の成果を万人が享受できるようになるべきだという理念を掲げながらも、こうした研究や成果の利用によって人間の尊厳や人権が侵害されるのを防ぐ、という理念を明確に打ち出している。（坂井律子『ルポルタージュ出生前診断』、272頁）

図10　生殖医療利用に関して

「管理されていると思った」と。そして彼女は、「私たちは子どもがいなくたって立派に夫婦です」と言い切ったのです。「立派」と言ったかはわかりませんが、「嫁して三年子なきは去れ」なんて言うしゅうとめに対して、はっきり言ったそうです。

そして私に何を言ったかというと、「不妊という言葉は infertility と言いますよね」と言うのです。彼女は infertility という言葉を分解するのです。一つの単語 infertility だったら不妊ですが、それを彼女は「in-fertility」と分解するのです。そして彼女はこれを「豊穣《ほうじょう》の

1）婉曲的な出産の強要

少子高齢化社会に直面して、再び子どもを産むことが女性たちに強要される。

国の地域少子化対策強化交付金を使っての事業。富山県の小学校「こうのとりプロジェクト」——赤ちゃんと触れあう授業。「結婚や子育てを考えるきっかけになれば」と市の担当者。山形県「結婚。子育てポジティブキャンペーン」——結婚の魅力を高校生に訴える。講師が「妊娠はいつまでもできるわけではない」と語り、未婚率や結婚相手に求める年収などのデータも示した。ただ、子どもを産まなければいけないのかとプレッシャーに感じている女子生徒もいる、と報じた。「若い世代にも結婚や子育ての良さを発信していきたい」と県の担当者。（「少子化対策、小学生から」2014/9/24『朝日新聞』）

2）出生前診断によるスクリーニング

何のための出生前診断か？　新しいいのちを迎え入れる準備のため？　それとも胎児に異常があったら中絶するため？　「障害があったら育てられない」という先入見。

老人問題、女性問題そして障害者問題があるのではなくて、老人、女性そして障害者を迎える社会に問題がある。その意味で彼らは、むしろ自分たちの社会がどのような社会であるかを明らかにするアドバンテージポイントを持っている存在に他ならない。
——誰をも不在化させない——（S. Hauerwas, *Suffering Presence*, 1986）

子どもは授かる時代から「造る」時代になり、出生前診断も手伝って「パーフェクトベビー」願望を生み、生殖医療技術は欲望の肥大化をもたらしている。

図11　出産に関する問題

海で」と言うのです。「何とロマンチックなの」と私は思わず叫びました。

みんなは「不妊」と言う。辞書を一生懸命に引いたそうです。そしたら「in-fertility」と分解できる。「in」は場所で、「fertility」という豊かさの場所だと。「だから何かを持ってなきゃだめ、何かができなきゃだめという価値観がある中にあって、先生が存在は価値だと言うなら、これだよね」と言ったのです。学生の時は、こんなことを言える人ではなかったのです。嫁-しゅうとめ・しゅうとの関係の中で、「早く孫を産んでくれ。そしたらお赤飯炊くから」と言われて、いろいろな苦労をして、そういう中でたどり着いた。学生時代、本当にこんなことを全然聞いてくれてもいなかった人が言ってくれたので大感激です。教員冥利《みょうり》に尽きるとさえ思いました。

「われ思う、ゆえにわれ在り」という近代的なデカルトの考え方ではなくて、「わたしは痛む、わたしは感ずる、ゆえにわたしは在る」。「感じる」ことによって、人間は在る。人間の人間たるゆえんというのは、compassion（共感）にあると思います。苦しみや困難に直面したとき、それにどう向かい合えるかということがその人の人間性だと思います。だから、「私は考える」という脳中心の考え方ではなくて、「わたしは痛む、ゆえにわれ在り」と言える、そういうcompassionということが大切だと思います。

もう一人の例、これはある本からの引用です。ダウン症の子どもが生まれたときにお医者さんからは、「この子はあなたたちに生涯、幸せを与えはしない。二十になって結婚し、就職したりとか、そんなことを与えないかもしれない」と言われました。その人自身もすごい経済効率で生きていました。出世街道を生きていくということが価値だと思っていたその彼が、その子どもを抱えて、「これは運命的な子だ、自分の出世も自分たちの家族もこれで終わりだ」と思っていた。

そういう状況を抱えて生活している間に、周りの人がおめでとうと祝ってくれ、誕生日を迎えるたびに集まってくれたりしているうちに、彼自身の価値観が変わるのです。変わって、「この子は運命

1）強健な身体の養成（人口増加）と国家による管理

日本の明治維新以来の近代化を支えた列強に伍《こ》していくための国家的戦略・強兵による富国政策、そのための強健な身体の養成（人口増加）と国家による管理。

「国民優生法」（1940〜1948）：戦時下に制定されたこの法律は、「産めよ、ふやせよ」の政策の柱として中絶を厳しく取り締まると同時に、日本初の「断種法」。国の管理下に置かれた身体。「らい予防法」による強制隔離・断種・不妊手術。「親といい、子とよばれしが、われはらい者　親になる身の　なきぞかなしき」と断種を強制された時の気持ちが記される。（徳永進『隔離』、190頁）

2）高騰する医療費の削減

医療費の高騰、国民所得を上回り、30兆円。老人医療費はその１/３の10兆円。

「健康年齢」、その反対に健康の規格からははずれた者の肩身の狭さ、生き難さ。サクセスフルエイジングとは自立・自存した高齢者をさす（?）　多くの高齢者にとって疎外感と抑圧とならざるをえない。15年戦争時代に「健康」でなく、兵士になれない者たちがそうであったように。

→75歳以上の後期高齢者の医療費軽減特例措置の廃止（865万人負担増）（2014/10/16『朝日新聞』朝刊）。810億円の国費投入を削減できると見込む。

70代の高齢者の川柳「老人は/死んでください/国のため」。かつて若い頃「死んでください国のため」と言われたこの老人は、また再び医療費高騰の現実の前で二度目の「ご奉公」を求められている。（鹿野政直『健康観にみる近世』、182頁）

図12　健康がスローガンとなった背景

的な子じゃなくて、私たちにいのちを運んできてくれた子だ」と言うのです。人間の「われ思う、ゆえにわれ在り」という、脳死は人の死だと言う脳中心的な文明に対して、触れるとか、さわるとか、感ずるとか、痛むとかいう関係性の中でつくり上げられる――compassion（共感）するという人間に残った最後の能力の中でつくり上げられる――言葉というのが私らにはあるのだなとわかります。すなわち、強い人間は人を排除するが、弱い人間、弱さを知った人間は、共に生きていこう、他者の助けを必要とすると、そういうことだと思いますが、いかがでしょうか。

健康観への挑戦として申し上げたいことはたくさんありますが、要するに、障害者と一緒には生きていけないというように思うのは、社会に問題があるということです。健康がスローガンとなった背景については、いろいろお話ししてきましたが、おさらいとして、図12にまとめました。

アメリカの神学者でS・ハワーワス（Stanley Hauerwas）という人がいます。この人の著作の多くが日本語に翻訳されています。*Suffering Presence*（一九八六年）という本では、苦しんでいる人、悲しんでいる人、誰をも不在化させない、ということを述べています。社会から隠蔽しない。その人がいることによって社会が変わっていくのです。

白熱教室で有名なハーバード大学のマイケル・サンデル（Michael J. Sandel）が *The case against perfection*（二〇〇七年）で言っていることも重要なので、紹介しておきます。

競争社会で成功を収めるために子どもや自分自身を生物工学によって操作することもまた一種の自由の行使ではないか、と考えたくなるのも無理はない。だが、われわれ人間の本性に合わせて世界を変更するのではなく、逆に世界に合わせるために人間の本性を変更することは、実際にはもっとも深刻な形態の人間の無力《ディスエンパワーメント》化をもたらす。それは、われわれの目を世界に対する批判的な反省から逸らし、社会的・政治的改良へと向かう衝動を弱めてしまう。われわれがなすべきことは、新たに獲得された遺伝学の力を用いて「曲がった人間性の材木」［カント］をまっすぐにすることではなく、贈られ［た］ものや不完全な存在者としての人間の限界に対してよりいっそう包容力のある社会体制・政治体制を創り出せるよう、最大限に努力することなのである。
（『完全な人間を目指さなくてもよい理由』、一〇二頁。［　］内は筆者の補足、以下同）

スピリチュアリティと健康観

私が考えるスピリチュアリティは、「創造論的・受肉論的霊性」と考えます。かつてキリスト教で異端だと考えられたグノーシス主義というのは、肉体の重みを克服しよう、身体性を克服しようとするものでした。精神の無限性、それが人間の人間たるゆえんだ、神の像としてつくられた人間のゆえんだと。そして、グノーシス主義が幅をきかせた、特別なグノーシス、叡知《えいち》、特別な知恵というものによって、無限性を試みようとしました。

現代の医学は肉体が突きつける限界に挑戦しようとして病と闘います。それはある意味で大切なことですが、病気を退治したけれども肉体を持った人間も死んでしまった、という現実が起こっていると思うのです。そういう意味で私は、身体性の回復、すなわち、もう一度人間が持っている身体性、ソーマ（肉体）を受けとめる必要があると思います。見る・観察するから、触れることで知る視点の回復です。

イエスはある病人に出会ったときに、あるいは食べるいとまも忘れてイエスの話に聞き従っていく人たちを見て、彼は「深く憐れんだ」という表現が聖書にあります。そうすると、同情したのかとか、憐憫《れんびん》というか、憐れみなのかと言われますが、ギリシャ語では、「はらわたちぎれる思い」（splankni-zomai スプランクニゾマイ）という言葉です。身体経験、触れる、痛むという経験、そういう関係の中でつくり上げられる言葉は、「豊穣の海で」と言ったり、「いのちを運ぶ」という言葉に換えたりしたように、それは「はらわたちぎれる思い」の中から出てくるのではないかと思います。

キリスト教のクリスマスのメッセージは、「言《ことば》は肉となって、わたしたちの間に［イエスは］宿られた」（ヨハネによる福音書一・一四）です。肉体は精神の墓場だ、ソーマ（肉体）はセーマ（墓）だと、そういう言葉が幅をきかせていたグノーシス主義や新プラトン主義とは違います。イエスは「肉となってわたしたちの間に宿った」と。神が肉となったという表現は創造論的であり、そして受肉論的なスピリチュアリティではないかと思います。

D・ボンヘッファー（Dietrich Bonhoeffer, 1906–1945）の言葉を引用しますが、ボンヘッファーは明らかにナチスへの批判をこの言葉の中に込めています。


神が人となり給う［現実の人間、現実の世界に、理想のそれではなく］という使信は、悪人においても善人においても、人間を軽蔑し、あるいは人間を偶像化することが、知恵の究極的な帰

結であると考えられているような時代の核心を揺り動かす神の攻撃である。（『現代キリスト教倫理』、一二五頁）

先ほどのマイケル・サンデルの人間は完全である必要はないということに通底しています。すなわち、肉の重みを、重荷を受けとめることによってつくり上げられる新しい価値観というか新しい言葉、新しい健康観というのが今求められているのではないか、と思うのです。私が結論として言いたいのは、五体満足という状態としての健康ではなくて、五、四、三、二、一、最後にはゼロになって死ぬわけだけれど、「失われていく現実を受けとめることのできる態度の強さ」です。

先ほど女子学生の話をしましたが、彼女たちは、若いころは状態としての健康観を持っていました。「私は美しいのよ、小じわもないのよ」と言って誇っていました。それが「愛される理由」だなんて言ったりしていました。でも、そういう健康という状態は一瞬だと思います。だから私は健康というのは、「失われていく現実をきちんと受けとめることのできる態度の強さ」だと言いたいのです。

そこで初めて、「人は、生きてきたように死ぬ（生きてきたようにしか死ねない）」ということが問題になります。ディグニティ（尊厳）という言葉がしばしば使われますが、尊厳というのは、その人にふさわしいという「ディグナス（dignus）」というラテン語の形容詞から来ています。正しさや善さではなくて、ふさわしさを生きることがその人の尊厳なのです。正しさや善さというのは、社会がつくり上げた健康観と同じように規格品だと思います。

そういう正しさや善さだけを求め、維持しようとするサクセスフルエイジングとか、産むことのできる体がいいとか、そういうのとは違って、失われていく現実と一緒に生きていける強靭《きょうじん》な態度がつくり上げる健康観が大切ではないでしょうか。

Suffering Presence、すなわち、苦しんでいる人、病者、障害のある人を不在化させないこと、自分自身の肉体に対してもそうだと思います。サプルメントで美しく装うのではなくて、できることができなくなる生きにくさは、社会の何かを映し出す、社会の持っている壁を映し出している鏡であると考えるべきです。私はだから、障害があるという現実はアドバンテージポイントだと思っています。社会が何であるかを映し出す鏡だからです。

ある大学が障害のある生徒を受け入れようとしました。目の不自由な方でした。入学願書を出しただけで受かったわけではないのです。そのとき大学が考えたのは、階段をスロープにどう変えるのか、それから、テイクノートしてくれる人をどう立てるかということでした。そうして大学のハードの面が全部変わったのです。その結果ではないですけれども、その方は入学しました。

そうしたら「健康」な学生たちがみんな、「ほんとに上りにくかった。今まで二段ずつ上らなきゃ早く行けなかった階段が、ゆっくり上ってもちゃんと行けるじゃないか」と、そういうことを言ったのです。

私はそれを聞いて、本当に彼らは、社会の住みにくさを映し出し、社会を改革するためのアドバンテージポイントを持っているのだなと思いました。そういう意味で **Suffering Presence**、困難のある人を不在化させないという視点と姿勢が大切だと思います。

（二〇一四年十月二十四日、聖学院大学ヴェリタス館教授会室）

参考文献

・秋葉悦子『「人」の始まりをめぐる心理の考察』毎日アースデイ：毎日新聞社、二〇一〇年
・天笠啓祐『優生操作の悪夢――医療による生と死の支配』社会評論社、一九九四年、増補改訂、一九九六年
・荻野美穂『中絶論争とアメリカ社会――身体をめぐる戦争』岩波書店、二〇〇一年
・鹿野政直『健康観にみる近代』朝日選書、朝日新聞社、二〇〇一年
・教皇庁教理省編『生命のはじまりに関する教書――人間の生命のはじまりに対する尊重と生殖過程の尊厳に関する現代のいくつかの疑問に答えて』ホアン・マシア、馬場真光訳、カトリック中央協議会、一九九七年
・金城清子『生殖革命と人権――産むことに自由はあるのか』中公新書、中央公論社、一九九六年
・ダニエル・J・ケヴルズ『優生学の名のもとに――「人類改良」の悪夢の百年』西俣総平訳、朝日新聞社、一九九三年
・坂井律子『ルポルタージュ出生前診断――生命誕生の現場に何が起きているのか？』ＮＨＫスペシャルセレクション、日本放送出版協会、一九九九年

・佐藤孝道『出生前診断――いのちの品質管理への警鐘』有斐閣選書、有斐閣、一九九九年
・沢山美果子『性と生殖の近世』勁草書房、二〇〇五年
・マイケル・J・サンデル『完全な人間を目指さなくてもよい理由――遺伝子操作とエンハンスメントの倫理』林芳紀、伊吹友秀訳、ナカニシヤ出版、二〇一〇年
・徳永進『隔離――故郷を追われたハンセン病者たち』岩波現代文庫、岩波書店、二〇〇一年
・中沢洽樹『ヨブ記のモチーフ』山本書店、一九七八年
・日本カトリック司教団『いのちへのまなざし――二十一世紀への司教団メッセージ』カトリック中央協議会、二〇〇一年
・畑谷史代『差別とハンセン病――「柊の垣根」は今も』平凡社新書、平凡社、二〇〇六年
・D・ボンヘッファー『現代キリスト教倫理』第二版、森野善右衛門訳、新教出版社、一九九六年
・松原洋子「日本の優生法の歴史」優生手術に対する謝罪を求める会編『優生保護法が犯した罪――子どもをもつことを奪われた人々の証言』現代書館、二〇〇三年
・森岡恭彦『インフォームド・コンセント』NHKブックス、日本放送出版協会、一九九四年
・米本昌平、松原洋子ほか『優生学と人間社会――生命科学の世紀はどこへ向かうのか』講談社現代新書、講談社、二〇〇〇年
・カレン・ローゼンバーグ、エリザベス・トムソン編『女性と出生前検査――安心という名の幻想』堀内成子、飯沼和三監訳、メディカルトリビューンブックス、日本アクセル・シュリンガー出版、一九九六年

二一世紀社会へのスピリチュアリティ論の貢献

――平和とスピリチュアリティ

阿久戸光晴

世界中でテロがなかなかやまない。皆さんと同じように私も非常に心を痛めておりますが、これは一体どういったところから出てきているのか、ということも織りまぜながら、本日はお話ししたいと思います。

はじめに

窪寺俊之先生が編集されておられる〈スピリチュアルケアを学ぶ〉シリーズの第五巻『愛に基づくスピリチュアルケア』(聖学院大学出版会、二〇一四年)の序文[1]を私が書きました。本日の資料に入れましたその文章をもとに、お話ししたいと思います。

『愛に基づくスピリチュアルケア』は、聖学院大学総合研究所カウンセリング研究センターが活発に行っているスピリチュアルケア研究講演を中心に刊行されてきています。続いて第六巻『スピリチュアルケアの心』も二〇一六年二月に刊行されます。これは、窪寺俊之教授をはじめとする研究センターの先生方の熱意あふれる献身的活動もさることながら、愛読者の方々を含め、現代社会のスピリチュアリティに対する広く深い関心に支えられてきたことを示していると思います。現代において、なぜこれほどスピリチュアリティへの関心が広がっているのでしょうか。まず、そのことについてお話しします。

二〇世紀の神学者パウル・ティリッヒの著に『組織神学』[2]という膨大な三巻本があります。翻訳がありますが、絶版中です。彼はその著書の中で、個人も社会も、そして国家も、自己統合→自己創造→自己超越という三段階のプロセスをたどるとしています。

これはすばらしい視点です。まず自分とは何か。私たちそれぞれが自分とは何かということを整理して、自分とはこういう存在であるということがはっきりわかるときに、自分の人生のいろいろなことが整理されてくる。これが自己統合です。自己統合されると、そういう自分自身がいろいろな創造活動をできるようになってくる。それが自己創造、あるいは自己形成です。ところが、これを続けているうちに何か物足りなくなってくる、渇きを覚えてくるのが普通です。何か新しい自分、変わりたい自分というものを目指していくようになる。そのときに人は自己超越というプロセスをたどるわけです。そして、自己超越後の新しい自己がもう一回自己統合、それから自己創造・自己形成、そして自己超越という三段階のプロセスを経て、円環状、螺旋状《らせん》にどんどん進化していきます。

私は、特にこの最後の自己超越という段階にスピリチュアリティが深く関係していると見ています。最近よく言われるスピリチュアリティの議論は、「その自己超越への渇き、あるいは自己超越への予感ではないだろうか？　そしてスピリチュアルケアは、その現代人がひそかに抱いている自己超越の待望にその基礎を持つと考えられるのではないか」と書きました。これは問題提起です。

人間は常に「意味を求める存在」です。しかし、意味を自分で規定することはできません。それをしたところで、自分で規定した自己満足的意味には耐えられないのです。

倉田百三という文学者の著作『愛と認識との出発』の「恋を失うたものの歩む道」(3)という章に、「他人の内に見出されたる自己」という言葉、他者の中に自分を見いだすというところがあります。これは聖書のイエス・キリストの中に自分を見いだすということにつながります（フィリピの信徒への手紙三・九）。要するに自分は自分である、そして自分が自分を必要としているというのでは、人間は自己満足できない。異性が、あるいは小さな子が、あるいは病を負っている方が本当に自分を必要としてくれるときに、自分というものに大きな使命感、生きがいを感じて何かに情熱を燃やすようになるわけです。

つまり、意味は自分で規定できない、あるいは自分で規定した自己満足的な意味には耐えられない。例えば数学の世界でいうと、数値というものは異なる次元から設定された座標軸でのみその位置を示すことができます。つまり、X軸、Y軸という外の次元の中、ディメンションの中でのみその位置を示せるように、人間の存在の意味も、自己超越（端的に超越）から設定された座標軸からのみ表現することができる。他者、あるいは絶対他者である神様からのみ自己規定ができるし、意味論も出てくるのです。

そこで問題となるのは、自己超越といっても、超越なら何でも許容されるかという超越の内容規定の問題です。現代のスピリチュアリティ論は、窪寺先生が提示される本当にすばらしいスピリチュアリティ論もあれば、ニューエイジと言われる一部の中にはちょっと怪しげな、オカルティズムに結び付くような、非常に問題のあるスピリチュアリティ論もあります。若い人はそういうものに飛びついてしまうことも多い。今世紀の哲学も宗教も、この課題、すなわち人生、生の意味規定の課題に応えねばならないでしょう。超越の内容が問題だということです。

ところで、二〇世紀末へ向かって冷戦が終結しました。正確には一九八九年十一月九日のベルリンの壁崩壊後ですが、「冷戦終結はおそらく後代の歴史家がやがて必ずや、現代の私たちが思う以上に激烈な地殻変動であったと審判するのではないだろうか」と私は序文に書きました。

ある経済人の会で、私が冷戦終結以来日本は大変な経済不況になっていますと言うと、みんなびっくりします。私は冷戦時代がいいと言っているわけではありません。東陣営と西陣営の最前線にあった日本に、固有の存在意義や援助が実は目に見えないかたちでたくさんあったが、しかしそれらはすべて相対化してしまった。すると、単なるグローバリズム、単に経費の安いほうが優先されることになってきたわけです。冷戦終結はその意味で、大変激烈な地殻変動だったと審判します。
冷戦終結は決して一部の思想家が楽観したような歴史の終わりではなかったのです。アメリカの政治学者のフランシス・フクヤマが言うような「歴史の終わり」[4]ではなかった、断じてそうではなく、むしろ二〇世紀までのいろいろな未解決の課題が政治・経済・思想など分野を問わず一挙に表面にあらわれて諸矛盾が衝突し合うという、いわば「地獄の釜開き」であったのです。民族対立も宗教対立もそうです。

この状況からまず、原理主義が跳梁跋扈《ちょうりょうばっこ》してきました。社会変動が激しく、新しい時代の現実に即してめまいが起き、その意味規定する重荷に耐え切れないとき、安易な伝統墨守としての原理主義に身を寄せようとする風潮があらわれた。これは、翻訳が出ていますが、ヴェルナー・フートが指摘するとおり、「確かさへの逃避」なのです。[5]

原理主義が表面に出て、流血の事態が頻繁に起きているということが言えます。後で申しますが、原理主義は本当の信仰ではなく、単なる伝統墨守であって伝統尊重でも何でもないわけです。

ちなみに、伝統継承と伝統墨守は似て非なるものです。「伝統継承は、新しい時代の現実への創造的適応の努力」です。はっきり言って、伝統を継承することは創造です。今の時代に当てはめながら創造していく。一方、原理主義、すなわち伝統墨守は、律法主義がその典型例ですが、「その努力の放棄であり、努力からの逃避にほかならない」のです。イスラム教だけでなく、キリスト教にも仏教にも原理主義はあります。対話を拒否し、相手が悪である、悪魔である、神は我々の側にある。そして、単なる一時代の伝統的な文化、習俗、礼拝形態を死んでも守り、敵は殺しても構わない、というのが原理主義で、現代のテロリズム、反テロリズムの温床です。

次に、「内なる世界への引きこもり」の傾向が起きました。これも翻訳が出ていますが、各自がウルリッヒ・ベックの提示する「〈私〉だけの神」[6]への後退となり、異なる世界との対話は拒否されます。さらに、各自の価値観は内面性に閉じ込められ、実証されえない課題は思索の対象からすべて拒否されることになりました。しかし、この両者、すなわち「原理主義」と「〈私〉だけの神への後退」は、異なる世界へ攻撃的態度をとるか否かを除けば、本質において同じです。

世界を脱魔術化し、個人と共同体を問わず人間の生の営みのあらゆる分野において合理化を極限まで進めてきた「近現代」社会は、当初牽引したプロテスタンティズム——正確には後期プロテスタンティズムの一翼を担うピューリタニズム——の精神に代わって、産業資本の論理、特に今世紀（二一世紀）に入ってあらわとなってきたグローバリズムの論理が主役となって動かされていることが自覚されるに至ったのです。

人間は、そもそも勤勉の意味を、勤勉であることを通しての献身の対象の明確なビジョンを、再び問い直さざるをえなくなっています。一所懸命やることはよい、一心不乱に働くことによって近代化は起きてきたが、その勤勉が何のためかということです。神様の栄光をたたえるためというピューリタニズムの論理ではなく、金もうけのため、自分の出世、自分の内なる家族、狭い集団の幸せのため、これが産業資本の論理です。

今世紀に入っての国際関係状況から、普遍的と自称してきた歴史観への疑惑、懐疑がこれを後押ししています。例えばアメリカニズムなど、普遍的価値観と一方的に言ってきた歴史観に対して、本当にそうなのか、もう少し価値相対的ではないだろうかという懐疑によって、皆どっちを向いて一所懸命働けばよいのかがわからなくなっていることが問題になっています。この懐疑はもちろん、トータルに、また簡単に否定されるべきものではありません。

しかし、次元の低い存在が高次元の内容規定をすることは本来不可能なはずです。次元の低い人間が次元の高い神様を何とかして内容規定する努力の一環として、例えば偶像（アイドル）崇拝に類する典型的な誤謬、すなわち人間が超越者を何とかイメージ化しようとする誤りを繰り返すことになります。それなら、「意味を求める存在」である人間も、結局のところ不可知論、さらに自己への後退、引きこもりに陥るしかないのでしょうか。

いいえ、思索の手がかりとして唯一の有効な入り口があります。それは、「自己の内面」を開いて、他者――生物学的に今生きている存在に限定されない、亡くなった方々も含まれる――に聴くことであり、他者の体験を聴くことであり、質疑・対話を通して「各人の体験の意味化」を協働することです。ここにスピリチュアリティ論の貢献がある、と考えます。

すなわちそれは、「スピリチュアリティ論は、人間を因果律のみの産物と見ることをせず、価値傾聴的存在、価値志向的存在としても見るからである。その視点は、人間に必ずや傾聴を要求するからである」と言えます。

さらに、序文には次のように書きました。「これまで本シリーズに収録された諸講演、諸論文にはある共通点がある。それは、ある使命感からの気負いから自分と異なる者を断罪する『原理主義』思想や、自分と異質の他者に関心を持とうとしない『自分だけの〈神〉』信仰とはまったく異質の精神がそこにあるということである。自己愛を超越した、まさに『自己奉献的真の愛』としか呼びえない精神の諸展開があり、その諸実践が報告されている」、「個別の人格による生の営みへの深い理解と共助、これこそ愛なるものの本質であり、普遍性を持った超越的座標軸がここにある」と。

最後に付言として、「これまでのスピリチュアリティ論はやはり個人とその身近な社会に限定されて考察されてきたと言える。しかし今後は、人間のスピリチュアリティを根本的に前提とし、あの『真の愛』を基とした超越的座標軸からの規定を視点として、より大きな範囲の社会論、国家論、歴史観などへ思索の適用範囲を広げていくことが課題となろう」と書きました。

この序文に込めた意図は、①スピリチュアリティとは何か、②なぜスピリチュアリティ論が現在強く意識されるに至ったか、その背景、③スピリチュアリティ論の基礎づけ、④社会論・国家論・歴史観などへの適用の全体設計構想です。本日は、この延長線上で、現在の急務である平和論へのアプローチを試みます。

■スピリチュアリティとは何か

窪寺先生の『スピリチュアルケア学序説』(三輪書店、二〇〇四年)はとても良い本です。というのは、多くのスピリチュアリティ論はスピリチュアリティとは何かという定義なしに、いきなり実践論から入るか、おもしろそうな話題ばかりを書きます。しかし窪寺先生のこの本は、スピリチュアルケアの意義やスピリチュアリティの定義から入っていって、スピリチュアリティの性質、それから死の危機という実践課題に入っていっています。これはお薦めできます。

現代は人間の自己喪失の時代です。なぜ自己喪失になるかといえば、「グローバリゼーションなどの支配する経済優先」社会と、人間を数字であらわし内容に立ち入ろうとしない社会(サン＝テグジュペリの『星の王子さま』より)は、人間を機械の歯車にするだけであるからです。

グローバリゼーションの支配する経済優先社会というのは大体イメージ化されます。星の王子は地球に来る前にいろいろな星を通ってきました。そのときにある学者がいて、天文学の数字をどんどん書いていきます。そこで、何をやっているのとリトルプリンスが聞くと、数字を一心不乱に書いているのだと。書いてどうするのと聞くと、星の数を数えているのさと。

これはどういう意味か。数に還元できない固有の無限の価値、豊かな価値、個性のある世界を、全部統計上の数でまとめてしまう思想、ある種の学問の傾向に対するプロテストがここにあると思います。

それから、古い映画ですが、「第三の男」という映画で、ウイーンの有名な観覧車に乗ったところで人殺しを正当化する論理を副主人公が話します。観覧車から見える豆粒みたいな人たちを指して、「あれを見ろ。あれくらい一人二人の人間の生命の価値を奪うなどというのは金で解消できるんだ」と言うのに対して、それは間違いだというのがこの映画のすばらしいところです。

つまり、数というものは、その中にある内実をとらえ損なう単なる記号であらわすところがあり、こういう数で人間をあらわす感覚と経済優先主義は、人間を機械の歯車にする光景を結果として招きます。チャーリー・チャップリンの「モダン・タイムス」では人間が機械の歯車になっていく、それから一時代前の若い人たちが愛読した松本零士のアニメ『銀河鉄道９９９』も、機械の体、つまり永遠の命を持ちたくて、鉄郎という青年が宇宙の果てにまで行くわけですが、そこで見たのは何でしょうか。人間を機械の体に変えた後、人間ねじ工場の部品にしていくわけです。そういう光景を見た後に、メーテルという女性に自己犠牲的に助けられるというストーリーです。これらはみな共通しています。

ところで、「スピリチュアリティ」とは、よく言われますが、その定義はなかなか確立されないし明確な定義をしている文献も少ない、その理由は、スピリチュアリティ論には現代のきわめて喫緊の実践論が大きく先行しているからです。あまりに実践課題なので、ヘーゲルの言う「ミネルヴァのフクロウは夕暮れになって飛び立つ[7]」状況だからです。つまり一日いろいろな体験をした後で回顧するときに定義ができるということであり、今は体験中であるということです。

しかし、そろそろスピリチュアリティの定義を明確化すべき時が来ていると思われます。『スピリチュアルケア学序説』の中で、窪寺先生が、「スピリットとは、聖書的に定義すれば、神が与えた『自己認識』の手段である」とし、「スピリットの聖書的理解が、私達が使っているスピリチュアリティという概念の中に含まれている。そしてそれを理解せずにはここで扱っている問題を正しく明らかにすることはできない[8]」と述べておられることに非常に大きな驚きを覚えます。私もまったくこの線で行きたいと思います。

ここには二つの課題が内包されています。一つは、「人間は他者との関係の中で自分とは何かがわかる」ということ、すなわち「人間は関係存在である」ということです。そこに自己認識がかかっています。もう一つは、人間の自己認識の座標軸は、自分の内面に逃げ込んで勝手に行ったのでは本当は成り立たないので、「どうしても絶対他者というものを求めるということになる」、というのがスピリチュアリティ論の根拠になっているということです。あらゆる存在は、単独で自己認識など本来できるはずはありません。自己認識は座標軸の中でのみ成立します。

私という存在を見ようとしても、鏡がなければ見えません。他者という鏡があって私は初めて見える、あるいは、鏡という座標軸があって初めて自分とは何かがわかる、自己を超える座標軸からのみ自己認識ができる、言いかえれば、意味という課題。自分が生きる意味とは何だろうかと考えるとき、

「我が輩はこうやりたいからこう生きる」という人がいてもいいけれども、人間が本当に満足できる意味は自分一人では付与できず、自己満足になってしまいます。対自存在になって初めて把握できる、自分を対象化してあなたという存在には生きる意味があるという声、あるいはあなたを本当に必要としているものすごく多くの人たち、小さな人たち、小さな存在があるときに、ああ、自分というものには生きる意味があるし、生きる使命があるということがわかる、ということです。

スピリチュアリティ論は、その意味で意味論（semantics）に深くかかわります。人間は常に意味を求める存在です。人間は無意味感に耐えられない存在であると同時に、意味認識ができた存在は驚異的耐久力を示します。

ヴィクトール・フランクルという人の『夜と霧』[9]という本があります。フランクルはアウシュビッツの強制収容所に放り込まれて、お母様と奥様と離れ離れになった。何とか生きていてほしいと思いながら虐待に耐えていくわけです。そのときにこのフランクルという精神科医師は神に祈り、そして妻と再会するまでは絶対死ぬものかと考えて虐待に耐えます。解放されたときに真っ先に妻に声をかけようと思って、彼は驚異的に耐えるわけです。そして米軍の日系二世部隊に救出されますが、そのときには奥様はかわいそうにガス室で虐殺されていました。

意味認識ができた存在は驚異的耐久力を示します。反対に意味認識ができない存在は大変危険です。何をやっていいかわからない。自分が何をやっているのかわからない。ばかばかしくなって自暴自棄になる、ということにもなるわけです。

それから、人間は自己満足的意味にも満足できません。先ほど「はじめに」で申し上げたように、ティリッヒは、『組織神学』の中で、個人も社会も、そして国家も、自己統合→自己創造（形成）→自己超越というプロセスをたどるとしていますが、東日本大震災の復興支援ソング「花は咲く」（作詞：岩井俊二、作曲：菅野よう子）に「変わりたい自分もいた」という歌詞があるとおり、人間は誰しも、本当の自分へのと言ったらいいでしょうか、そこに変わりたい自己というものがある。自己超越への渇望があります。

また社会もそうです。実は国家もそうです。自己超越への渇き、予感は、人間の生きている意味の確認把握から由来しているのではないでしょうか。平和論に進むにあたって、これは非常に重要なポイントの一つだと思います。個人も社会も国家も、意味を求めて、まず自分とは何かということを求める存在です。皆、大体自己満足的に自分自身で意味を付与してしまうのですが、国家は関係存在の中で平和構築の貢献国家ということで強烈な存在意味が与えられるときに生きていける、発展していけます。社会もそうですし、個人もそうです。「自己を超越したい」という願望がだんだん芽生えていくときに、悪魔的な自己超越ではなく、本当の自己脱皮になるときに、成熟した国家、社会、個人になっていく、と言えます。

■スピリチュアリティ論が強く意識されるに至った背景

特に二〇世紀後半、WHOでは、人間の健康の定義に「スピリチュアルにも健康」ということを加えようとしましたが、最終決議に至りませんでした。それにはいろいろな議論があり理由があるわけですが、スピリチュアルという次元を意識するようになったのはなぜでしょうか。その背景には、現代文明の限界が強く意識されたことがあります。

近現代社会は、身分的農耕社会、土地に縛られた農耕社会、安定的な農耕社会から、契約的工業化社会への変動が激しく、各自の関係性が重要でありながら、人間存在の部品化、存在の希薄化から、各自が内面指向的になり、拠り所を見いだしにくくなりました。そこで、人間存在の意味を確認し続けることになります。

しかし、その存在の危機にあたり、先ほども申し上げましたが、原理主義への変貌・逃亡によって、人間は確かさへの逃避を図ることになります。それが原理主義の本質です。その原理主義とは、伝統原理への撤退です。そこには、「自分だけの〈神〉」信仰があります。そして、この後でちょっと詳しくお話ししますけれども、これが平和を非常に脅かしている根源だということをあらかじめ言っておきたいと思います。

スピリチュアリティ論の基礎づけ

新約聖書のテサロニケの信徒への手紙一の五章二三節に、「あなたがたの霊も魂も体も何一つ欠けたところのないものとして守り」という祈りが出てきます。この霊・魂・体の人間の三部位の人間観こそ、旧新約聖書の人間観です。人間は肉体がありますが、この中に魂というものもある、それだけではない、実はもう一つ、霊性、スピリチュアリティというものがある、ということが聖書の主張だということです。

この霊は、いわゆる、「ああ、聖霊でしょう」と言われるところのものではありません。聖霊ではなく、霊性、スピリチュアリティというものが、クリスチャンであろうとなかろうと万人にあります。私たち人間存在を規定する高次存在のメッセージを傾聴しようとするアンテナが人間にはある。BSのテレビ放送にも特定のアンテナがあるように、人間は本来アンテナを持っている。しかしこれはなかなか自覚されないのです。

二〇世紀以降の深刻な課題は、この霊性をカットして人間理解をしようとするところにあります。今ではロボトミーという話を聞いても知らない人が多いかもしれませんが、ご年配の方々はご存じかと思います。粗暴なふるまいをした人を捕まえて、頭蓋骨に小さい孔を開け、前頭葉白質のある部分を切り取ってしまうという、非常に乱暴な手術がしばらくありました。それで良くなるかといえば、乱暴者ではなくなることが多いようです。ところが、気力も記憶も何もかもなくなる、人間性を奪われた存在になりかねないわけです。中には気が立ちやすい人がいたとしても、そういう人を捕まえてロボトミー手術で脳みそを切除してしまうと大変なことが起きます。それと同じようなことを、私たちの思想、哲学、社会はやってきているわけです。

人間には肉体があります。それから肉体と深い関係を持つ魂があります。そして肉体と魂と深い関係を持つスピリチュアリティというものも本来あるはずですが、それを切除して人間を魂と体だけで見るとしたらどうでしょう。非常に機能主義的に経済を豊かにして飯を食わせれば、人間は生きがいを持てるか、そんなこともありません。また、労働者階級が国家権力を握り、経済を強力にして発言権を確保すれば幸せになるか、そんなこともありません。そういう人間のスピリチュアルな部分をカットしてしまう見方がいかにロボトミーに等しい大変な事態か、その見方をtruncative view（先端切断的観点）と言います。

ちなみに、コリントの信徒への手紙一の三章一六、一七節に、「あなたがたは、自分が神の神殿であり、神の霊が自分たちの内に住んでいることを知らないのですか。神の神殿を壊す者がいれば、神はその人を滅ぼされるでしょう。神の神殿は聖なるものだからです。あなたがたはその神殿なのです」とあります。聖書信仰は、人間存在に、霊性を通してキリストの霊、すなわち聖霊が内住し、神の神殿として人間存在を全体的に意味あらしめます。これを、世俗的表現から、「良心」と表現できるのではないかというのが私の前々からの主張です。

この「良心」を英語で書くとconscienceとなりますが、これを分解すると、con＋scienceになります。communism、community、committeeのconやcomは、「一緒に」という意味です。scienceは「探究する」という意味です。私たちの中には、本来の自分、霊・魂・体であるところの自分自身のほかに、キリストの霊、あるいは聖霊、あるいは人間を超える何かが一緒に心の中に宿るということがありうるということです。そしてそれが一緒になって、両者で探求していくときに、良心の目覚め、良心的観点になると思います。

これは私の勝手な意味づけではなく、憲法概念です。日本国憲法の第一九条に、「思想・良心の自由はこれを保障する」と書いてあります。「良心」の定義を憲法辞典や憲法概論の本で調べると、「この定義は哲学に譲る」と書いてあります（笑）。繰り返しますが、これが憲法概念であるということは、国民一人ひとりがこの「良心」の存在をいわば予感し、認識し、その定義を探求して一向に差し支えない、それどころかそれは国民的課題だと思います。この「良心」なる聖霊を招き入れるアンテナこそが、「霊性」、「スピリチュアリティ」だと私は思っています。

それからもう一つ。私は法学もやってきました。私の専門はいわゆる「人権の神学」というものです。例えば私たちが虐待を受けたときに、「それは違うでしょう」と言う権利のための闘争をしようとすると、信仰者なのに自分の権利を主張するのかと言われたことが何度かあります。宗教者というのは自分を否定する者ではないかというのです。しかし、私はそうではないと思います。「あなた方は、自分が神の神殿であり、神の霊が自分たちの内に住んでいることを知らないのですか。人権侵害、人格毀損《きそん》、暴力、虐待、ＤＶといった、神の神殿を壊す者がいれば、神はその人を滅ぼされるでしょう」というのが聖書の言葉です。

つまり、私が、「私へのその侮辱はひどいですよ」と言うのは、私のエゴイズムの主張ではなく、神の神殿、神を守る、神性を守るための闘いであります。ですから、伝統的、一般的に宗教的な単なる自己犠牲オンリーではないということです。そういうときも必要ですが、ときには権利のための闘争、他者のため、自分自身のためにも、堂々と正しいことを主張することはあって良いわけです。なぜなら、この私という存在は外形の神殿のつくりであって、みんながそれを尊重してくれるとしても、神殿の白木や庭園は単なる素材にすぎない。大事なことは、その中に何が住んでおられるかということです。これがスピリチュアリティ論の基礎づけだと、私は思っています。テサロニケの信徒への手紙一とコリントの信徒への手紙一の二か所からの考察でした。

■平和論へのスピリチュアリティ論適用の試み

平和を実現する人々の幸いな役割

東京ＹＭＣＡから依頼を受けて書いた拙文があります。資料にありますが、『東京ＹＭＣＡ』の二

○一五年の五月号に掲載されました。これをもとにお話しします。

タイトルは「平和を実現する人々の幸いな役割――ＹＭＣＡが目指す平和とは」。聖書の言葉から、まず二か所を挙げました。

慈しみとまことは出会い、正義と平和は口づけし（詩編八五・一一）

平和を実現する人々は、幸いである、その人たちは神の子と呼ばれる（マタイによる福音書五・九）

見せかけの平和、真の平和

平和、それは私たちの究極の願いです。それは個人だけでなく、社会、国家、そして国際関係において生きる人間の生の永遠の祝福を意味するからです。平和というのは人生の生の永遠の祝福だと、私は思います。しかし平和は正義としっかり結び付かなければ、一時的な休戦にすぎないことになるでしょう。一時的休戦上の矛盾があらわとなるとき、それは必ずや新たないさかいや戦いへと暴発します。

それにしても、正義と平和の――聖書には「口づけ」と書いてありますけれども、「堅い握手」と読みかえてみましたが――「堅い握手」は現実には何と難しいことでしょうか。今日テロが世界中で頻発しています。それは不正義という現状に満足できない人々による暴力手段による叫びでしょう。

私は暴力を肯定しているわけではなく、暴力反対で単に反テロで無人機による大爆撃で解決することではないという意味でこれを書きました。すなわち見かけ上の「平和」は単なる秩序維持であって真の平和ではないという叫びだからです。

しかしたとえそうであったとしても、その事実は私たちの心を痛めます。叫びとしての暴力は、たとえまことの権利主張であったにせよ、暴力のもたらす流血がさらなる流血を呼び起こすからです。まさに「剣を取る者は皆、剣で滅びる」（マタイによる福音書二六・五二）のです。

私たちやすべての人々に必要なことは忍耐です。平和を乱す人々をさらに激しい力で抑えつけるだけでは、何ら解決になりません。仮に力の強い側が弱い側の権利や主張を踏みにじりながら争い事を抑えている状態を、聖書は「平和」と呼びません。時の経過とともに、必ずやその一時的「平和」は破局を迎えることになるでしょう。正義なき「平和」は平和ならず。また、平和を破壊する「正義」はさらなる不正義と混乱へ私たちを導きます。それは、私たち人間に根源的にエゴという罪が存在し、その罪が不正義と混乱を連鎖的に拡大させるからです。それなら私たちはどうしたらよいのでしょうか。

希望ある生活が、忍耐と平和を生む

それは不正義と混沌の中にある人々に、「人間としての尊厳」を持って生きていける確信を与えつつ、その生活を向上させることに手を差し伸べることです。すべての人々は、「人間としての尊厳」

を持って生きていける希望を持つとき、現時点の諸矛盾や不条理に忍耐しながら、平和的手段によって正当な主張をし続け、生へと立ち上がるのです。

ただし、単に物質的な生活だけを向上させても、「人間としての尊厳」を人々に確信させることにはならないでしょう。国家や地方自治体や私企業の取り組みに、ともすれば限界があるのはこのためです。その使命は、むしろ私人や公益団体の役割ではないでしょうか。国家ではない、むしろ私人や一人ひとりの国民、人々の出番ではないでしょうか。

私がしてほしいことを、人にもする

聖書に、黄金律と呼ばれる「人にしてもらいたいと思うことは何でも、あなたがたも人にしなさい」(マタイによる福音書七・一二)というイエス・キリストの教えが記されています。私たちが周りの人々からしてもらいたいことは何でしょうか。それは、甘えたり、おんぶにだっこ、おしゃぶりを口に入れてもらうということではないと思います。この私の「自己実現への励まし」や「自立支援」であり、平和のうちに神に祝福された人生を送ることです。これが、周りの人々に理解してもらいたいことではないでしょうか。そのことを理解し、隣の人々に手を差し伸べることを、私たちはイエス・キリストから命じられているのです。

しかしこの黄金律には、近現代において、ある限界があります。ルドルフ・フォン・イェーリングの『権利のための闘争』[10]によって主張された、ローマ法以来の「権利の上に眠る者を法は保護せず」

という近代的自己責任論です。

でも、心身に課題を持つ方や幼児や高齢者たちに、「あなた方には権利がある。しかし法の保護を受けたいならそう主張せよ。闘いなさい。主張しないなら、闘わないなら、法も国家も助けないよ」と言って解決がつくことでしょうか。

黄金律に言われる、この「私が人にしてほしいこと」は、自ら顧みて、確かに「甘えや依存」にすがることではありません。しかし、だからといって、すべての人々に「自分で立ち上がれ」と要求することには無理があります。すべての人々に「甘えや依存」をせずに立ち上がるきっかけとなるような手を差し伸べること、人々の権利を守り弁護すること、アドボカシーが重要なのです。

私たちが目指すべきこと

ＹＭＣＡ運動は、一九世紀に、ジョージ・ウィリアムズや赤十字のアンリ・デュナンらの貢献によって、キリスト教精神を基礎とし、世界的規模で各種福祉活動や青少年への教育文化啓蒙活動や国際ボランティア活動などを行っていくものですが、この点に大きな歴史的使命があります。そしてその使命達成は、現代社会において、「正義と平和の堅い握手」を可能にする入り口を開くことになります。「正義と平和の堅い握手」という至難な課題は、個人や身近な社会だけに負わされているのではありません。国家も背負うべき課題です。

日本国憲法前文に、「日本国民は、恒久の平和を念願し、人間相互の関係を支配する崇高な理想を深く自覚するのであって、平和を愛する諸国民の公正と信義に信頼して、われらの安全と生存を保持しようと決意した。われらは、平和を維持し、専制と隷従、圧迫と偏狭を地上から永遠に除去しようと努めている国際社会において、名誉ある地位を占めたいと思う。われらは、全世界の国民が、ひとしく恐怖と欠乏から免かれ、平和のうちに生存する権利を有することを確認する」（現代仮名遣いに変更）とあります。

しかし平和を愛好しない国家があらわれるかもしれないからとでも言って、この理想を安易に捨て去ることは、歴史的に許されないことであります。国家がこのような道をたどらないためにも、私人や公益団体による、「人間としての尊厳」を持って生きていける確信と希望をすべての人々に与える奉仕活動こそが重要です。それは、「平和を実現する」（マタイによる福音書五・九）幸いな人々の役割なのです。

傾聴する精神を基礎づける

「平和と正義の堅い握手」こそ、人類の祈りです。しかし平和を妥協なく実現するためには、自我超越、国家社会集団的自我の超克が必須です。自己主張、自我主張ばかり言っていたのでは、原理主義と原理主義の激突になるわけです。現代の流血は一神教と一神教の激突だから多神教の出番だという論調が多いのですが、これは正確に言うと、世界的には大変評判の悪い考え方です。どうしてかおわかりになりますか。

どうしてかというと、神と神が戦っているということを「やめなさいよ」と仲裁する「我」は神々の上にいることになるからです。そうすると、良くないけれども曲がりなりにも一つの真理だと思って戦っている人々を上から見下げているという感覚になるでしょう。これは仲裁にも何にもならない。かえって、「そういうあなたは何者ですか」ということになるだけです。

大事なのは実は、「神は我々の側にいる」という自己同一的一神教に問題があるということです。私は神様にふさわしくない、私はイスラム教徒の方々や仏教徒からも深く学ぶことができるし学ばねばならないという本当の謙虚さを持つ――「神の家から裁きが始まる」（ペトロの手紙一　四・一七）という言葉もありますが――自己超越的一神教こそが本当の一神教です。これを達成しようとして一所懸命苦労しているわけです。

しかし多くの場合、一神教では、「神は我々の側にいる」という十字軍的な、あるいは原理主義的な方向に皆行ってしまうので、流血が起こるわけです。相手を滅ぼし尽くせばいい、対話なんか必要ないと。そうではなく、本当の平和の構造は、実は、自己超越↓自己統合↓自己創造（自己形成）です。自己超越で皆つまずいていると、私には思えます。スピリチュアリティ論が平和に貢献するとすれば、皆が自己にしがみつくのではなく、自己を超越して学び合っていくという傾聴する精神を基礎づけることこそが、まず平和の第一歩ではないかと強調したいです。この超克は、自己超越的人間観と超越的メッセージを聴く人間観によります。聴くということです。聴く、傾聴するというのは、非常に大事なポイントだと思います。そしてその傾聴する人こそが耳を傾け、そして愛の実践へと進むことができます。

わが家は家内も子どもたちもクリスチャンですが、ブディ君というイスラム教徒の少年が半年ほどわが家に同居したことがあります。立派な良い少年でした。私をお父さんと言って、メッカはどっちの方向ですかと聞くから、こっちの方向だよと言うと、午前四時にはきちっと起きて、きちんと布団を畳んで、もう額をすりつけて一心不乱に祈るわけです。

誤解のないように言いますが、私はそれでイスラム教徒に変わろうと思ったとは言いません。しかし私のクリスチャンとしての信仰の不徹底を本当にこの少年を通して教えられました。もっともっと本来の私たちの信仰に立たなければいけないと思いました。

実を言うと、ブディ君と別れるときに、「半年一緒にいて、アラーの神への信仰を本当に教えられたよ」と言いました。それこそ堅い握手ができました。ブディ君は今、社会人として働いている、イスラム教徒の立派な青年です。

■むすび

結論ですが、二一世紀は原理主義的対決の時代かもしれません。これは一神教だけではないと思います。国家利害、社会利害、集団利害、自己利害を通して、皆自分の主張をぶつけ合い、神、すなわち真理は我らの側にある、対話は不要、相手を滅ぼすまで、という時代が来ているのかもしれません。

しかし同時に、二一世紀以降は人類の共同体形成への祈りの真価が問われる時ではないかと思います。人間というのは本当に一人だけでは生きていけない。経済的にどう考えても、日本に鎖国などということはまったくありえない。日本は本当の平和の中でのみ生きていける国家であり社会だと、私は思います。ロボトミーのようにスピリチュアリティを削除して、単なる心理学的な魂と生物医学的な肉体だけで考える人間観、すなわち理性的人間観では、到底解決にはならないでしょう。自己超越を目指すスピリチュアルな傾聴こそが貢献すると思います。

そして、どんな他者からも学べるということ、これがスピリチュアルな人間観の大事なポイントだと思います。他者から学んで他者の奴隷になるのではない。他者から学んで、私がますます私らしくなっていくということです。自己統合です。そして、私らしくなっていく人同士が本当の握手と会話ができるようになっていくわけです。

自己超越願望が必ずや平和の構築に貢献します。また「神＝自己」の同一的信条ではなく、まことの神は私たちに常に反省を迫り、悔い改めを迫って、自己超越へと導いていくという自己超越的信条こそ、謙虚さと共生の原理であり、平和を目指した対話の基礎となるでしょう。

お世辞を言うわけではありませんが、窪寺先生には、このスピリチュアリティ論で、現代の二一世紀社会に非常に重要な視点を提供していただいたと、心から誇りに思い、また敬服もしております。

そして、それを家族関係、あるいは身近な職場の中において当てはめて、むしろ考えていく、考える入り口がスピリチュアリティ論だと思っております。

今日の話は、たまたま平和に絡めてこのスピリチュアルな人間観を適用してみた一つの試みにすぎませんが、皆さんがますます本来の皆様らしくなっていって、それぞれの場でこの深い人間観を豊かに広げていき、実りある人生を歩まれることを心から祈願したいと思います。

【質疑応答より】

テロの抑制――人間性の尊重から

今日ＹＭＣＡに載せた拙文をご紹介したのは、実を言うと、平和の問題の基礎には福祉、それも経済福祉よりも心のケア福祉があり、一人ひとりの人間性を尊重していく草の根的な運動がテロを抑制していくことになる、という考えからです。

テロは宗教というものが旗印になってしまっているけれども、もっと深いところではやはり貧困の問題がある、しかしそれは心の貧困の問題であり、自分たちが尊重されていないという叫びでもありうると思います。もちろん理解のあり過ぎる態度もいけませんが、本当に一人の人間存在として尊重しながらメッセージを伝えていくというやり方をとらない限り、ますます大変な事態になっていくおそれがあると思います。

イスラム教の排他性をめぐって

ある宗教が排他的であるということは、ある面で自分の信念に愚直なまでに没入していきますから、そこには悪い面と良い面の両面があると思います。排他的でなく、いろいろ喜んで聞き入れた結果、泥沼みたいなところで種を腐食させていくということもあると思います。

どうしても排他的だけではやっていけないことになるときに、教えに忠実でなくなる方向で「寛容」になるのではなく、教えにもっともっと本当に忠実だからこそ、他者に攻撃的、排他的でなく、自己を高めるように対話的になる、学び的になることを期待したいところです。

キリスト教においても宗教改革、対抗宗教改革（カトリック改革）があり、一五〇〇年かかっています。キリスト教よりもイスラム教は五〇〇年ほど後から発展してきますから、イスラム教も、そういう宗教改革といいますか、対抗宗教改革でもいいですが、そういうものを目指していくというのが私の願いです。

今は非常に暴れん坊将軍みたいになっているかもしれません。しかし一般のイスラム教徒の信仰は、実を言うと、もっともっと幸せを祈る平和的なものであります。イスラムの世界を決して甘く見ませんが、いろいろな為政者がコスモポリタンのように、世界市民的に平和に貢献させようとして努力しておられると思います。

スピリチュアリティの実践

宗教戦争というのは、繰り返しますが、複数の異宗間の戦いというよりは、自分が神の味方であり、神が自分の味方であると思うところに発生しているのではないか、というのが今日のポイントの一つです。もう一つは、それでは神々の争いを日本人が仲裁するというのは、実はそこに日本的傲慢さがありうる、ということです。

新聞でもよく無造作に多神教と書かれますが、それはこういうことです。今私はここに立っていて、ここではこの神で生きていきますと言う。そして別のところに行くと、今度はカメレオンのようにそっちの神に変わる。つまり多神教は、状況対応型、カメレオン変化型人間をつくり出すものです。

一人の本来の阿久戸という人物は、実際は罪人ですが、愚直なまでに誠実に生きていこうとするならば、状況がどうであれ、その状況の中で悩み苦しみながら、適合を考えながら生きていこうとする。それが一神教のあり方です。

しかし、一神教の世界にも過ちがたくさんあり、宗教戦争などがありました。逆説的ですが、人間が人間に残酷に振る舞うことが強い地域に、人権・デモクラシー思想や平和の思想も成長するのです。まあ何とか妥協しながらで、という所では、実は、平和思想や人権・デモクラシー思想は芽生えません。そういった逆説を考えるならば、私たちは日本国憲法によってその恩恵にあずかっているわけですが、上から目線で、私たちは万世一系のもとで平和にやっているから、戦争ばかりやっている先進地域に教えを垂れよう、ということは、私にはできません。

流血の多いところに逆に平和の入り口があるのですから、大事なことは、神と自分を自己同一化させないで、常に神の前に自分は罪人だという意識のもとで祈りつつ、自分に問いかけながら悪魔の誘惑に負けずに歩むということではないかと思います。

ちょっと変な言い方をしますが、悪魔的な破壊のもとにこそ創造行為があるということもあります。逆に、平和だ平和だというところに実は腐敗の根が始まる、ということもあるわけです。大事なことは、常に、真剣についていこうとする神のメッセージに従って、愚直なまでに一筋に歩んでいく、ということではないでしょうか。

宮沢賢治に、「ああ誰《たれ》か来てわたくしに云《い》へ。億の巨匠が並んで生れ、しかも互ひに相犯《ママ》さない。明るい世界はかならず来ると」(11)という詩句があります。一人ひとりが文学、芸術、学問、福祉、その他の専門家であって、領域を相侵さないようにしながら、お互いがお互いを尊敬し合いながら歩む、ということを宮沢賢治はイメージしていました。そういう彼のイメージは、戦争のない状態というよりはもう少し肯定的、積極的な平和のイメージ化ではないだろうかと思います。私もそういう平和を目指したいと考えます。

私は高校二年のときにクリスチャンになりました。ある方のメッセージに反応してなのか、ある方々の生きている姿、生きる姿勢に本当に信頼感と尊敬を感じて信仰に入っていったのかというと、後者です。ですから、対話対話と言っているといって甘く見られてばかにされるということもあるかもしれませんが、それでも私は、発言よりもスピリチュアルに生きている姿こそが、最終的には人々の心をとらえていくのではないかと思います。

私は、実を言うと、祈りがスピリチュアリティの実践の一番の基本だと思っています。というのは、祈りというのは自分で何もかもできないということの意味でもあるし、現実に今とらえていないから祈るわけです。しかし同時に、聖書には、「祈り求めるものはすべて既に得られたと信じなさい。そうすれば、そのとおりになる」（マルコによる福音書一一・二四）、とあります。ということは、今はまだ実現していないけれども、実現しているかのように生活をして生きていきなさいということでもあると思います。

プロテスタントの場合にはすぐおしゃべり的な祈りになりがちだと反省しています。やはり、まずメディテートというか黙想、静かに黙って、御言葉が私たちの中に想い起こされてくるようにしてから祈り始めるのが良いと今は思っております。また、祈りは自分が祈るだけでなく、他者の祈りにも耳を傾けるという傾聴の基本的な練習にもなりますし、祈ることを通して沈黙の神からのメッセージを聴くという姿勢にもなると思います。まさに祈りがあってこそ平和の基礎があるからです。

（二〇一六年一月十五日、聖学院大学ヴェリタス館教授会室での講演に加筆）

注

(1) 阿久戸光晴「はじめに」、窪寺俊之編著『愛に基づくスピリチュアルケア――意味と関係の再構築を支える』〈スピリチュアルケアを学ぶ5〉聖学院大学出版会、二〇一四年、三―七頁。

(2) Paul Tillich, *Systematic Theology*, University of Chicago Press, 1951-1963.『組織神学』復刊第一巻、第二巻：谷口美智雄訳、第三巻：土居真俊訳、新教出版社、二〇〇四年。

(3) 倉田百三「恋を失うたものの歩む道」『愛と認識との出発』岩波文庫、岩波書店、二〇〇八年、一三四―一五二頁。

(4) Francis Fukuyama, *The End of History and the Last Man*, Free Press; Maxwell Macmillan Canada, 1992. フランシス・フクヤマ『歴史の終わり』渡部昇一訳、三笠書房、一九九二年。

(5) Werner Huth, *Flucht in die Gewißheit: Fundamentalismus und Moderne*, Claudius Verlag, 1995. ヴェルナー・フート『原理主義――確かさへの逃避』志村恵訳、新教出版社、二〇〇二年。

(6) Ulrich Beck, *Die eigene Gott: von der Friedensfähigkeit und dem Gewaltpotential der Religionen*, Insel Verlag, 2008. ウルリッヒ・ベック『〈私〉だけの神――平和と暴力のはざまにある宗教』鈴木直訳、岩波書店、二〇一一年。

(7) ヘーゲル『法の哲学』序文より。藤野渉、赤澤正敏訳、『世界の名著35』、中央公論社、一九六七年、一七四頁。「ミネルヴァのフクロウは、たそがれがやってくるとはじめて飛びはじめる」。

(8) 窪寺俊之「第2章　スピリチュアリティの定義」『スピリチュアルケア学序説』三輪書店、二〇〇四年、五―八頁。

(9) Viktor E. Frankl, *Ein Psycholog erlebt das Konzentrationslager*, Verlag für Jugend und Volk, 1946. ヴィクトール・E・フランクル『夜と霧』池田香代子訳、みすず書房、二〇〇二年。

(10) Rudolf von Jhering, *Der Kampf um's Recht*, 1872. イェーリング『権利のための闘争』村上淳一訳、

岩波書店、一九八四年。

(11) 宮澤賢治「業の花びら」一九二四・一〇・五(下書稿二)、『校本宮澤賢治全集第三巻』筑摩書房、一九七五年、五四二頁。改行箇所に句読点を付けた。

第Ⅱ部

スピリチュアルケアの可能性

――精神科領域におけるニーズおよび担い手としてのソーシャルワーカー

田村　綾子

一　はじめに

「もっと前にできることがあったのではないか」

「こんなことなら、ベッドサイドに頻繁に行けばよかった」

これは、ある精神科病院のソーシャルワーカー（精神保健福祉士）のことばである。長期に入院していた患者の看取りにおける後悔や無力感が表現されている。

一般的に、精神科病院は「人が死ぬ場所」として認識されていないかもしれない。しかし、わが国の精神科病床における死亡退院者は年々増加している。厚生労働省の推計によれば、精神科病院からの死亡退院者数は二〇〇七年の一万六五一二人以降漸増し、二〇一一年には二万二五八四人と四年間で一・四倍近く増加している。[1]入院患者数約三二万三千人[2]の七％ほどは死亡退院者であるという計算になる。

日本における精神障害者は、病者・障害者として認識されるまでに年月を要し、また、長く人権侵害されてきた歴史的経緯も有する。日本以外の国々でも多かれ少なかれ同様の状況はあったものの、一九七〇年代以降、ＯＥＣＤ加盟諸国が精神科病床を削減するなか、日本は政府が終戦直後から精神科病院の設置を民間に依存するかたちで増床を重ね、隔離収容政策をとり続けてきたという特異的な状況がある。このように先進諸国と異なる政策によって精神病者の長期入院を助長した結果、一九六〇〜七〇年代に入院した患者の多くは、病状が安定しているにもかかわらず社会復帰の機会を得られず、そのまま精神科病院での人生を歩まされてきた。

さらに、最近では、在宅あるいは施設での介護や支援が困難な認知症の患者を精神科病院に入院させることも珍しくなく、精神科病院の入院患者の高齢化は年々加速している。必然的に病院で終末期を送る人も少なくない。こうした人々の生きざまに寄り添い、その終末期におけるケアを提供することは、医療・福祉従事者にとって重要な支援の一つであると考えられる。実際、介護保険の領域においては、報酬として介護看取り加算の算定もあるように、終末期の全人的ケアの必要性は広く認識されはじめている。

現在、精神科病院に対しては、新たに入院する人々の長期化（ニューロングステイ）を防ぐ取り組みを促進させる施策がとられている一方で、すでに入院が長期化し高齢化した方への支援については手薄な状況が否めない。これらの方々への看取り期の支援については先行研究も乏しく、施策化も図られていない。本稿は、こうした方々へのスピリチュアルケアのニーズとその可能性について、ソーシャルワーカーの目を通して考察する。

二　精神障害のある人のスピリチュアリティとスピリチュアルケア

(1) スピリチュアリティへのアプローチ

精神保健福祉の領域において、〝スピリチュアルケア〟という発想は未定着と考えられる。本テーマにまつわる先行研究は希少であるが、精神科看護の領域における横尾誠一らによるスピリチュアリティへの影響要因の研究がある。三つの精神科病院に入院している患者一五三名へのスピリチュアリティ評価尺度（Spirituality Rating Scale/SRS–A, SRS–B）を用いた研究で、以下のような考察がされている。

時の流れが平坦で身内、知人との交流をもつ時間が少ない長期の入院生活の中で、人との交流を避ける傾向にある精神障害者であるからこそ、「支えになる人、支えになるもの」とともに時の流れを受け入れ、自分自身の存在を認識できるような働きかけや、「自分を支えてきた大切な人」「自分を支えてきた大切なもの」と時間、空間を超えて「つながっている」という思いを持てるような看護アプローチが精神障害者の「今を生きる理由」につながることが示唆された[3]。

この研究では、精神科看護において「支え」を意識してかかわることにより患者のスピリチュアリティを高めるアプローチが、長期に精神科病院に入院している人の、その人らしい生活の質を高めることにつながると結論づけられている。

また、精神障害のある人のスピリチュアリティへのアプローチに関しては、橋本直子が主に米国の文献を概観し、宗教的背景の異なる日本では、欧米のスピリチュアリティに関する研究や実践を慎重に取り扱う必要があるとしながらも、次のようなことを指摘している[4]（筆者の要約）。

①援助者のスピリチュアリティへの理解、関心や態度は、精神障害者のスピリチュアリティに影響を及ぼす一要素である。
②精神病を患う経験は、社会の偏見や「不治の病」という世間の考え、医療従事者の悲観的な予後のとらえ方などの状況の中で、患者本人を社会における人としての存在の危機に直面させる。そのことにより患者はスピリチュアルペインを抱え、葛藤の中で「死」が意識される。
③日本におけるスピリチュアリティへの懸念は、援助者や利用者間での宗教勧誘によるトラブルや、宗教といえばカルトといったマイナスイメージが色濃く、多くの現場では宗教に絡む事柄へのタブー視が根強いことである。しかし、まずはその人のスピリチュアルペインに傾聴する

ことが援助者には求められる。

橋本は、精神障害者のリカバリーにおけるスピリチュアリティへのアプローチの一つとしてセルフヘルプグループを挙げている。ＡＡ（Alcoholics Anonymous）やＮＡ（Narcotics Anonymous）のような場が「『語りの共同体』『ナラティブ・コミュニティ』ともいえる」とし、そこで体験されるスピリチュアルな成長が回復の物語を紡ぎ出すと考察している。

これは、向谷《むかいや》地《ち》生良《いくよし》が、幻聴体験に悩む精神障害者が症状への対処法を学ぶ姿を紹介しながら述べている「仲間の力」[5]にも見ることができる。このような当事者の語りを中心とするケアにおいては、援助者には直接的な働きかけとしてのスピリチュアルケアよりも、「当事者間でのスピリチュアルな語りによる回復のための場づくり」が求められていると考えることができる。

ところで、橋本の指摘にある「日本ではスピリチュアルというと宗教、宗教といえばカルトといったマイナスイメージが色濃い」という点について、周囲の者の一般的な反応として筆者も同様の印象を持っている。エドワード・カンダによれば「スピリチュアリティと宗教を、関連はしているが異なる概念として、通常、区別して用い[6]」られているはずであるが、そのこと自体の理解が日本においてはいまだに不十分である可能性は否定できない。

(2) スピリチュアルペインへのアプローチ

前出の橋本の指摘にある、精神疾患に対する「不治の病」というイメージが蔓延《まんえん》する中で、患者本人が社会における人としての存在の危機的状況に直面してスピリチュアルペインを抱え、「死」が意識される、という点は、必ずしも身体的・生物学的な「死」のみをあらわすのではなく、社会的な存在としての「死」、すなわち所属や役割の喪失を象徴的にあらわすことを示唆しているとも受け取ることができよう。その意味では、必ずしも生命そのものの危機でなくとも、自己の存在意義の根幹を揺るがすような事態に直面させられた人々に対して、スピリチュアルケアを用いることによる回復の支援はありうると考えることができる。

この点に関して、藤野成美らによる精神科長期入院患者の苦悩に関する研究を見てみたい。[7] これは、日本における精神障害者の歴史に照らしても、患者が多くの苦悩を経験していることが推測できるにもかかわらず、そのアセスメントや看護は個々の臨床的判断に委ねられ、精神科看護の専門性が未確立である、ということに問題意識を持ち、患者の苦悩の本質をその語りから明らかにしようとしたものである。この研究では、二つの精神科病院に入院中の患者三四名を対象に参与観察と半構造化面接を行い、患者の苦悩について概念化している。分析結果としては、①孤独感への脅威、②精神疾患を抱えて生活する苦悩、③社会適応能力の低下から生じる生活の困難性、④実存性が脅かされることへの不安、⑤自己受容性の低下に伴う苦悩、が抽出されている。

ここで「④実存性が脅かされることへの不安」「⑤自己受容性の低下に伴う苦悩」に着目してみたい。患者は、「この先どうなるんだろうね……」「何をしたら楽しいのかまったくわからない」といった言葉を発したと記されており、人生の意味や目的、価値を喪失している様子がうかがえ、そこに患者の苦悩が表現されている。

村田久行は、スピリチュアルペインを、「自己の存在と意味の消滅から生じる苦痛である」と定義している。(8) 精神科への長期入院患者に、この定義を当てはめてみると、患者は精神病にかかり長期に入院することで、家族や社会との断絶を体験し、次第に「関係存在」としての自己が損なわれる悲しみを抱える。また入院生活という受け身の場において、自己の意思を表明して主体的に生活する必要がなくなる過程で「自律存在」としての自己を喪失していく。こうしたかたちで希望を失い、その自尊心は回復されないまま生物的な死を迎える患者の生涯を推察することができる。

上記のように、インタビューにおいては苦悩、すなわちスピリチュアルペインが表出されている。しかし、「自分の気持ちを話してもどうせ認められないし……」といった発言が、精神科入院患者の多くは日常的にこうした感情を発する機会を得られてはいないであろうことを示唆している。また、「どうせ自分の将来は知れてる……」「こんな姿じゃ生きている価値もない」といった言葉からは、自己の存在意義の喪失や将来の可能性への悲観的予測がうかがえ、生きていることに対する無意味感によるスピリチュアルペインがあらわされていると読むことができる。

藤野らは、こうした精神科患者の苦悩に対する看護援助について、以下のように述べている。

患者のおかれている環境や状況を充分把握し、的確なアセスメントを行うためには、やはりコミュニケーションが基本となる。危機的状況を脱した場合は、自己洞察への援助、ストレスコーピングの習得、現実世界との接触の強化など個別の対応が必要である。

（中略）

患者の必要としていることを直観的に把握する能力、相手の身になって考える能力、心の動きを敏感にキャッチする能力が必要であると思われる。これには患者との対人関係の距離を上手くコントロールしながら、ラポールを形成していく慎重さが要求される。以上のことから対象者自身が自分は社会から是認される役割を果たすべきである、あるいは果たすことが出来るという自己価値観を高められるような援助を個別的に支援することが重要である。[9]

精神保健福祉士の立場からは栄セツコらによる精神科病院の高齢入院患者に関する調査がある。[10]これは六五歳以上で一年以上入院している患者を一〇〇の精神科病院から無作為抽出して行った調査で、五五五八人の有効回答を得ている。本調査結果からはさまざまなことが考察されているが、「入院期間が一五年を超えると退院希望の減少がみられ、入院者の『声』や『能力』が活用されない治療や援助は本人をパワーレスな状態に追いやる危険性がある」との指摘は、藤野らの研究結果とも符合すると言えよう。そもそも、入院期間が一五年にも及んでいる現実を、患者自身はどのように受けとめているだろうか。

（3）スピリチュアルケアの担い手としての精神保健福祉士

このように、精神障害のある人々にもスピリチュアルペインの体験があり、また障害を持ちながら生きる上でもスピリチュアルケアのニーズはあると言ってよいであろう。一方で、そのケアが十分に行われているとは考えにくく、また誰が担い手として適切かも現段階では明らかではない。日本においては、ホスピスなど一部の医療機関を除くとスピリチュアルケアを専門的に行う職員は配置されていない。診療報酬への位置づけがないことも一因であろうし、いまだその必要性が十分に理解されていないとも考えられる。

次項では、精神科領域におけるソーシャルワークの担い手である精神保健福祉士に焦点を当て、スピリチュアルケアの可能性について検討する。そのため、ここで精神保健福祉士について概観しておくこととする。

精神保健福祉士は、日本では一九九七年に国家資格制度が成立した比較的新しい資格である。その前身は精神医学ソーシャルワーカー（Psychiatric Social Worker）と呼ばれ、終戦直後からいくつかの精神科病院等で導入されはじめていた。[11] 当時から精神障害者の「自己決定の保障」[12]を実践の原理に掲げてきた歴史を有する専門的職業である。二〇一六年三月末現在の登録者数は、七万一三七一名（社会福祉振興・試験センター）で、その全容は明らかではないが、近年の医療福祉系の職場における配置状況は、精神科病院五九八五・六人、一般病院二三六五・二人（いずれも常勤換算／二〇一三年病院報告)、一般診療所一六六七・五人(福島県全域と宮城県一部を除く/二〇一一年)、社会福祉施設(保護施設・老人福祉施設・障害者支援施設その他)一六〇六人(常勤換算でない/二〇一二年)、介護療養型医療施設二〇五人(常勤換算/二〇一三年)となっている。[13]

精神医学ソーシャルワーカーの時代から受け継がれている実践の原理は、精神障害者の障害特性や処遇の歴史、置かれている環境等にも配慮した中での「かかわりにおける自己決定の尊重」である。つまり、ここでいう自己決定の尊重とは、「あなたのご自由に」ではなく、「~したいのではありませんか」「私には~に見えますよ」といったかかわりを通じて、その意思を引き出してゆくような、当事者の「自分探し」の旅路に伴走する姿である。

こうした支援においては、当事者がどうしたいのかをくみ取る力が重要であり、相手の反応を待つ力や、刺激し引き出す力、また共に行動したり居合わせたりする中で当事者の言動を観察して推察する力などを用いる。このようにして見いだされ、表出した当事者本人の思いや意向、意思に寄り添い、その希望の実現に向けて専門性を発揮することが、精神保健福祉領域のソーシャルワーカーには求められる。その人を一人の人間として、医学的にではなく生活者としての視点、すなわちソーシャルワークの観点からとらえようとすることの延長線上に、スピリチュアルケアの必要性や実践可能性を見いだせるのではないだろうか。

しかし、当事者の「希望の実現に向けて」というときには未来を形成するイメージが強く、死にゆく患者への支援には直結しづらいとも言えるかもしれない。そうであるとすると、ソーシャルワーカーには、終末期の支援やスピリチュアルケアは役割、機能として認識されていないのであろうか。次項では、精神障害のある人の終末期における精神保健福祉士の支援事例をもとに、スピリチュアルケアに対する認識について検討する。

三　事例に見る精神科病院における看取りの現状

（１）精神保健福祉士へのインタビュー調査

精神科病院において、入院患者を支援する立場にある精神保健福祉士を対象にして、入院患者の看取りへのかかわりに関するインタビュー調査を行った。

調査にあたっては、以下の項目の実施を遵守した。

①調査目的を記載した協力依頼文書の作成ならびに口頭および文書による説明、②調査協力者の語る内容に関する守秘義務の誓約、③調査拒否および中止への保証、④インタビューの過程で調査協力者自身が精神的打撃を感じるリスクに関する説明、⑤調査結果（データ）の保管方法および利用方法に関する口頭および文書による説明、をインタビューの前に文書を提示するとともに口頭でも説明し、承諾を得られた者のみを調査対象とした。

インタビュー内容はＩＣレコーダーに残し、逐語記録化した。なお、調査対象者が支援した患者に関する個人情報は、当該患者本人が死亡しており同意を得ることができないため、個人を特定できる情報は語らないこととしてもらった。その上で、調査協力者による支援経過を語る際に必要な当該患者に関する情報は、個人が特定できないように十分留意し、調査協力者の判断で一定の加工を施してもらうことを前提とした。インタビュー項目は、看取りまでかかわった患者についての「精神保健福祉士としての支援経過」と「患者の終末期における精神保健福祉士のかかわり」の二点である。

(2) 事例紹介

本稿では、二〇一五年九月と二〇一六年一月に行ったインタビューの二事例を紹介する。いずれも長期間精神科病院に入院していた患者の死亡退院に至るまでの精神保健福祉士によるかかわりの事例である。

【事例1】

A精神保健福祉士(精神科病院に勤続二五年)による患者B氏(四〇年以上入院したのち肺結核から肺炎を繰り返して七十代で死亡退院)への支援

①B氏の概要

B氏は手のかからない印象の患者で、精神疾患により四十数年入院していた。高齢期に身体疾患で内科病院へ転院したが、そこから退院する際、B氏の治療は身体疾患がメインとなっていたものの、精神疾患の既往歴があることからA精神保健福祉士の勧める病院に再入院し、死亡まで過ごした。

②A精神保健福祉士による支援経過

B氏は、ケース記録が二〇ページほどしかないことからもわかるように、四〇年以上にわたる入院期間において、精神保健福祉士による支援経過はほとんどなかった。A精神保健福祉士が支援したエピソードとしては、数年前にB氏の兄死亡の知らせがあり、葬儀にB氏が参列するかどうかで親族とやり取りしたことである。このとき、B氏は葬儀には出なかったが、後日親族より、病院所在地とは離れた県にあるB氏の郷里への墓参にB氏を同伴することを申し出てくれた際に介入した。結果的にはB氏が墓参への外泊を断ったため、郷里への墓参は実現しなかったが、看護師からはB氏が泣きながら親族の来訪を「うれしかった」と言っていたことを聞いた。A精神保健福祉士は、B氏の心境に思いを寄せたものの、本件についてそれ以上の会話をしなかった。また、このエピソードの後も、B氏に対して退院希望の有無を尋ねたり、長期入院者への働きかけとして退院支援を積極的に行ったことはなかった。

B氏が肺炎を頻発するようになって内科病院へ転院する際、数年ぶりに親族と連絡を取り、当院へ再入院する際には親族との面接も行った。この際、B氏は車イス移動、ベッドでは寝たきり状態に近くなっており、親族の同意による医療保護入院となったため、法的手続き等の説明を親族に対して行った。親族より、B氏の郷里であり親族の住む県の病院への転院希望があり、A精神保健福祉士は転院先を探したが、Ｂ氏の状態を伝えるとどこの病院も入院困難との返答だった。

③Ｂ氏の終末期におけるかかわり

再入院から一一か月が経過し、法的規定によりＢ氏の退院に向けた検討の会議を持つこととなった。内科的に重篤な状態であり、退院を考えることは現実的ではなかったが、法で定められた仕組みである会議の開催準備として、親族に連絡を取り来院要請した。親族の来院予定日をＢ氏に伝えたところ、Ｂ氏はとても喜んでいた。これがＡ精神保健福祉士とＢ氏の最期の会話となった。Ｂ氏は、会議当日を目前に容態が急変して亡くなった。

死亡時の引き取りには親族が来られず、また死亡日が休日だったことから病棟の看護師が葬儀社に連絡して遺体を引き取ってもらい、Ａ精神保健福祉士はＢ氏の最期を見送ることができなかった。後日、親族からＡ精神保健福祉士宛てに感謝の手紙が届いたが、自分は何もできなかったと自責の念を感じた。この手紙を主治医や病棟の看護師とも共有したが、Ｂ氏は再入院時に、四〇年以上入院していたときとは異なる病棟に入ったこともあり、治療者の中にＢ氏の若い頃からの姿を知る職員や患者は乏しく、共にＢ氏の死を悼むことはあまりできなかった。後日Ａ精神保健福祉士は、親族の方々がＢ氏にときおりかかわってくださったことが、Ｂ氏にとっては精神的慰めとして大きかったと思われると書き送った。

【事例２】

Ｃ精神保健福祉士（認知症疾患病棟に勤続七年）による患者Ｄ氏（四〇年以上入院、認知症の進行と全身状態の悪化により七十代で死亡退院）への高齢期の支援

①Ｄ氏の概要

Ｄ氏は身寄りがほとんどなく、緊急時の連絡先もケースファイルに記載されていない患者だった。前任者より、縁戚が遠方に在住しているようだとは聞いていたが、詳細は明らかではなかった。多少の預貯金があり病院で通帳管理を代行していたが、高齢期に入り認知症を発症した際、縁戚を探して連絡を取り任意後見契約を結んだ。このとき、ゆくゆくは縁戚の居住する地域の病院へ転院という話も出たが、実現する前にＤ氏は肺炎により死亡退院した。

②Ｄ氏への支援経過

Ｃ精神保健福祉士は認知症病棟の担当となり、前任者から支援経過はほとんどない患者としてＤ氏について引き継ぎを受けた。預貯金を病院で管理しており、長い入院生活の中で何度か骨折や内科疾患により他の病院へ転院する際も、病院職員が諸手続きを代行していた。「病院にいる人」との見られ方をずっとしてきた患者という印象で、Ｄ氏も折に触れ「ここにいたい」と言い、退院を希望することはなかったため、Ｃ精神保健福祉士から退院に向けた働きかけは行わなかった。年齢的には高齢者になっていたが、介護認定を受けたとしても要介護度は低いだろうと考え、要介護認定の支援も行わなかった。

D氏が認知症を発症して次第に判断能力が低下するとともに全身状態も悪化し、食事摂取にも介助が必要な状態となった際、院内関係者で協議し死亡時の引き取りも見据えて検討した結果、親族を探して連絡を取ることとなった。C精神保健福祉士が縁戚に連絡を取ると、D氏の存在は知られており、事情を話すと任意後見契約を了承され、いずれは自身の住む県へD氏を転院させたいとの申し出があった。そこにはD氏の母親のお墓もあることが判明した。D氏にこれらを説明したものの、理解力は不十分な印象であった。しかし、成年後見人の選任申し立て手続きを取るには、D氏の身体的な状態から見て時間的猶予がないと判断された。

③D氏の終末期におけるかかわり

D氏は自分の意思を主張することの少ない人で、特に終末期にはどうしたいのかをくみ取ることに困難を感じた。縁戚がD氏の死亡時の引き取りは困難ということで、D氏の死亡時には検体に供することとなった。

C精神保健福祉士は、会話が成立しづらくなっていたD氏とは、目くばせでコミュニケーションを取ったり、元気だったときの言動を知る看護師の意見を聞いたり昔のカルテを読み返したりして本人の意向を推測するようにした。しかし、何が本音かわかりにくいこともあり、権利擁護の観点から不安を感じることもあった。また、心身が弱ってしまってからでは、この先どうしたいか――例えば死亡後に検体でよいかどうか――を聴くこともできず、身体状態の悪化により残された時間が迫っていると感じて焦るばかりで、どうすることもできなかった。もっと早く縁戚に連絡を取っていればよかったと悔い、元気な時にもっと会話をできていたらと思った。

（3）考察

①精神科病院における終末期の実態

上記はわずか二事例ではあるが、精神科病院における年間二万人を超える死亡退院者の現状の一端を示しているかもしれない。共通しているのは、必ずしも入院を継続していなければならないほどの重篤な精神症状はないにもかかわらず、入院が長期化していったこと、その過程で家族・親族とは、患者本人のみならず病院職員も関係が薄れ、引き取り手のない患者という認識になっていたこと、患者本人からも退院したいという主体的な発言がないこと、退院に向けた働きかけが積極的に行われていなかったこと、高齢期を迎え内科疾患の発症など身体状態の悪化が転機となっていること、結果として長期入院した精神科病院で看取られていること、などがある。

このような患者を生み出している要因は多様であり、そのこと自体に対する反省もあって、近年のわが国の精神保健医療福祉施策においては「入院中心から地域生活支援中心へ」というパラダイム転換が行われている。それらはしかし、先に述べたようにすでに長期入院を経て高齢化した方々への施策には結実していない。過激な見方をすれば、こうした人たちは精神科病院で死に絶えるのを待たれている、という側面も否定できないのではないだろうか。

②終末期における精神保健福祉士の支援

インタビューでの「ターミナル期は看護師や医師による対応が中心」「ソーシャルワーカーの役割は、家族との連絡や死亡時の引き取り先の調整などに移る」「身体的に弱ってしまってからは面談する発想がなかった」等の発言からは、精神科入院患者の終末期において精神保健福祉士による、いわゆるスピリチュアルケアの発想に基づく意図的なかかわりは乏しいことが推察できた。これは、患者が「元気なうちに」支援するのが本来であり、終末期における当人への支援に対してはソーシャルワーカーとしての役割を認識しづらいことのあらわれとも受け取れる。

また、二事例とも患者が死亡退院しており、精神保健福祉士による支援計画（親族の居住地近くへの転院支援）の実施は途中で終わっている。インタビューでの「私は何もできなかった」「私がもっと早く動いていれば」といった発言は、計画した支援が遂行しきれなかったことによる無力感のほうが大きいことを推察させる。

しかし一方で、「何とか希望を持ってもらおうと言葉をかけた」「言葉のコミュニケーションが難しくなってからは、目の動きや表情で意思を読み取ろうとした」「生まれ故郷での最期を迎えさせてあげたかった」などの発言からは、生命の終わり、死が近づき新たな希望を見いだすことが難しくなる中でも、その人の存在そのものを大切にしようとしている姿勢を見いだすことができる。「スピリチュアルケア」を認識することによって、こうしたかかわりについても意味づけしていくことが必要であろう。

③スピリチュアルケア

ところで、スピリチュアルケアは、必ずしも看取りの場面のみに必要とされているものではない。その定義は諸説あるが、窪寺俊之は、「専門的な治療を必要とするほどでなくとも生きることへの意欲喪失や重い罪責感への苦しみ、死への強い願望などがある場合に必要とされ、精神的・心理的ケアと重なる部分もあるが、大切な点はもっと宗教的、実存的、主観的で、本人の生き方に密接している」ものであると述べている。[14]

この定義に照らせば、スピリチュアルケアは、専門的治療とは別に、人が自身の生き方を見つめ直したり、人生に意味や目的を見いだしたりするために必要な支えであると考えることができ、よりよく生きるための支援であることに変わりはない。

また、柴田実は、ソーシャルワーカーによるエンパワメントの働きかけには、ワーカーの「Educator」（教育者）としての役割があるとし、これをスピリチュアルケア方法論確立の方向性に当てはめられると述べている。[15] つまり、潜在的な思いや能力を引き出し強めようとするソーシャルワーカーの働きかけ自体が、スピリチュアルケアにもなりうるととらえることは可能であろう。

前記したように、精神科長期入院患者の中には、「実存性が脅かされることへの不安」や「自己受容性の低下に伴う苦悩」があることがわかっている。これらを丁寧に聴き、彼らの存在の意味を彼ら自身が見いだすためのケアは、やがて彼らの生きる力を引き出すことになる可能性があり、苦悩からの脱却のみならず長期入院からの脱出にもつながるかもしれない。

四　まとめ

全国の精神科病院では、実情はつかめていないものの、願いかなわず長期間の入院生活を、その死をもって終える患者が少なからず存在する。筆者自身の精神科病院における経験のみならず、これまで現場のソーシャルワーカーのスーパービジョンを実施する過程においても、やり残した支援や無力感の表出として、患者・利用者との死別を語る場面に幾度となく出会ってきた。本稿で紹介した二事例の精神保健福祉士も、それぞれ長期入院者の死を見送り、そこに無力感や後悔を残している様子がうかがえた。

入院治療の必要ない人には、できうる限り退院して地域でのその人らしい暮らしを営めるよう、精神保健福祉士が必要な支援を提供するべきであることは言うまでもない。しかし、その時期を逸したまま老齢期を迎え、身体疾患による看取りを精神科病院の中で受けている人々も存在する現実を見るとき、そこにひたすら寄り添い、その人生の意味を再構築できるようなかかわり――すなわちスピリチュアルケア――が求められていることも確かであろう。その担い手の一人として、精神保健福祉士自身がその専門性に照らして自らを位置づけていくことが望まれる。

注

（1）厚生労働省社会援護局精神・障害保健課調べ「死亡退院者数の推移（推計値）」【第8回　精神障害者に対する医療の提供を確保するための指針等に関する検討会】二〇一四年三月二八日「資料4」、四—五頁。

（2）厚生労働省「患者調査」より精神障害保健福祉部作成資料、二〇一六年。〈http://www.mhlw.go.jp/file/05-Shingikai-12201000-Shakaiengokyokushougaihokenfukushibu-Kikakuka/0000108755_12.pdf〉

（3）横尾誠一、大町いづみ、井上高博「精神障害者のスピリチュアリティへの影響要因の検討」『日本精神保健看護学会』第19巻1号、八四—九三頁、二〇一〇年、九二頁。

（4）橋本直子「精神保健福祉におけるスピリチュアリティへのアプローチ——欧米の文献からの一考察」『Human Welfare』第6巻1号、関西学院大学大学院人間福祉研究科二〇一四年三月、三五—四六頁。

（5）向谷地生良『「べてるの家」から吹く風』いのちのことば社、二〇〇六年、六九—七四頁。

（6）エドワード・R・カンダ、レオラ・ディラッド・ファーマン『ソーシャルワークにおけるスピリチュアリティとは何か』木原活信、中川吉晴、藤井美和監訳、ミネルヴァ書房、二〇一四年、八七頁。

（7）藤野成美、脇崎裕子、岡村仁「精神科における長期入院患者の苦悩」『日本看護研究学会雑誌』第30巻2号、二〇〇七年、八七—九五頁。

（8）村田久行「終末期がん患者のスピリチュアルペインとそのケア——アセスメントとケアのための概念的枠組みの構築」『緩和医療学』第5巻2号、一五七—一六五頁、二〇〇三年。

（9）藤野ら、前掲書、九四頁。

（10）栄セツコ「高齢精神障害者支援検討委員会の活動について」『精神保健福祉』第47巻1号、九—一四頁、公益社団法人日本精神保健福祉士協会編、へるす出版、二〇一六年。

(11) 田村綾子「日本におけるソーシャルワークの歴史と精神保健のかかわり」新版・精神保健福祉士養成セミナー編集委員会編『精神保健福祉相談援助の基盤［基礎］［専門］』精神保健福祉士養成セミナー3、へるす出版、二〇一三年、六九―七四頁。
(12) 柏木昭編著『精神医学ソーシャル・ワーク』改訂版、岩崎学術出版社、一九九三年、八二―八五頁。
(13) 精神保健医療福祉白書編集委員会編『精神保健医療福祉白書2016』中央法規出版、二〇一五年、一二〇頁。
(14) 窪寺俊之『スピリチュアルケア入門』三輪書店、二〇〇〇年、五四―五六頁。
(15) 柴田実、深谷美枝『病院チャプレンによるスピリチュアルケア――宗教専門職の語りから学ぶ臨床実践』三輪書店、二〇一一年、四四九頁。

祈りのスピリチュアルケア

——宗教や信仰を持たない人への「執り成しの祈り」

窪寺 俊之

一 はじめに

重篤な病気や死に直面したとき、人は熱心に病気の治癒を祈り、死の回避を求める。特に医学的治療が不可能だとわかれば、人は神に助けを求める。

現代人は宗教を非科学的だと非難しながらも、生命の危機に直面すると神を頼る者が多い。神に治癒を求めるだけではなく、加えて人にも祈ってもらいたいと思う。例えば、神社や寺院には病気治癒を願って訪れる人も多く、神主や僧侶を通して病気の治療や快復を祈っている。神主や僧侶の祈りで病気治癒は本当に起こるのだろうか。また、特定の宗教のない人のために祈る「執《と》り成《な》しの祈り」(1)は効果があるのか。特定の信仰のない人の魂のニーズに応える「執り成しの祈り」の作法はあるのか。

本稿は、特定の宗教や信仰のない人が生命の危機に直面して、誰かに病気治癒や苦痛軽減を祈ってもらいたいと願ったときの「執り成しの祈り」の作法を明らかにすることが目的である。ここでは、特定の宗教や信仰を持たない人への「執り成しの祈り」を扱うので、宗教的ケアというよりもスピリチュアルケアと言える。

キリスト教文化圏では「執り成しの祈り」が教会や信徒間で行われることが一般的である。キリスト教会では礼拝で牧師が教会員の病気治癒や世界平和の祈りを捧《ささ》げることが多い。その理由の一つは、聖書の教えに基づいている。「あなたがたの中で病気の人は、教会の長老を招いて、主の名によってオリーブ油を塗り、祈ってもらいなさい」(ヤコブの手紙五・一四)。このような「執り成しの祈り」は一般化しており、キリスト教系病院にはチャプレン(病院付牧師)が常駐していて、入院中の病人の病気治癒や苦痛緩和の祈りがなされる。生命の危機にある患者にとってチャプレンは大きな慰めになっている。長年病院のチャプレンをしたN・A・キルクウッド(Neville A. Kirkwood)はチャプレンの最も中心的な働きは、患者のための「執り成しの祈り」であると述べている[2]。このような「執り成しの祈り」をすることはキリスト教に限らず、仏教でも「危機にある人への祈り」が問題になっている[3]。また、特定の宗教を持たない人への祈りのケアの可能性の研究もされはじめている[4]。

本稿では、特定の宗教や信仰はないが、危機に直面して祈ってほしいと願う人への「執り成しの祈り」をスピリチュアルケアとして行う際の作法を明らかにしたい。「執り成しの祈り」は、患者の生きる力を引き出し、生きがいや生きる意味を見つける機会になると考えるからである。特定の宗教を持たない人への祈りのスピリチュアルケアは、信仰のある人へのケアにも貢献するものと考えられる。

本稿は、組織神学、宗教学、宗教心理学の論文ではない。また、特定の宗派や教派に属する宗派、教派の論文でもない。ここでは、生命の危機にある患者のスピリチュアルニーズに応える「執り成しの祈りのケア」を明らかにすることを目的とする、スピリチュアルケア学の論点から論ずる。

二 「瞑想」と「執り成しの祈り」の相違点

「祈り」といっても多くの種類がある。[5] 祈りの中でも瞑想《めいそう》(meditation)と医療の関係についての研究はこれまでもなされてきた。「瞑想」は、座禅を組み、息を整え、心を集中させる「祈り」である。瞑想が心の安定や不眠の解消に効果があることは明らかになっている。[6] また、遠方にいる人が入院中の患者のために祈る「執り成しの祈り」(remote intercessory prayer)についての研究もある。[7] この祈りは、遠方で祈られるので、いわゆる念力[8]やテレパシー[9]を媒介するものである。その研究は、祈りが発する目に見えない力が遠方にいる患者の病気の治癒に影響するかを明らかにするものである。[10] 本稿では「瞑想」や「遠方での執り成しの祈り」は扱わない。本稿では、ベッドサイドでの特定の信仰を持たない人のための「執り成しの祈り」の可能性を明らかにしたい。

本稿での「執り成しの祈り」は、ケア者と患者とが直接顔を合わせて祈る祈りを問題にしていて、そこでは互いの信頼関係やケア者の人格的要因が重要な働きをすると考えられる。

臨床現場での「執り成しの祈り」は、ベッドサイドでチャプレン(ケア者)や牧師が患者のために祈るものを想定している。チャプレン（ケア者）は患者の精神的・スピリチュアル（霊的）な状況を把握してから祈るのが常識である。患者の苦痛や苦悩に共感しながら、神に祈る形をとる。そこでは、患者とケア者の信頼関係が基盤にあって、互いの心を一つにしながら、自分を超える神を見上げながら祈りがなされる。

三　「執り成しの祈り」の役割

緩和医療でスピリチュアルケアの主な担い手はチャプレンであるが、具体的働きは何か。全米チャプレン協会が出した白書（*White Paper*）には、チャプレンの仕事として「祈り、黙禱《もくとう》」の執行が挙げられている。[11] また、オックスフォード大学出版の *Oxford Textbook of Palliative Medicine* の第四版の中でスピリチュアルケアの項目を扱ったジェームス・M・ハーパーⅢとジョナサン・E・ラドニック（James M. Harper III, Jonathan E. Rudnick）は、チャプレンの役割が五つあると述べて、その一つに祈りの大切さを取り上げている。[12] 彼らが述べている祈りとは、特に病人への「執り成しの祈り」であり、その重要さを述べている。

チャプレンの働きの中で患者のための「執り成しの祈りのケア」が重要な働きであることがわかるが、今日まで問題になってきたのは、教会員のための祈りであり、あるいは、信仰のある人への祈りであって、特定の宗教や信仰のない人への祈りの可能性についてはほとんど研究されていない。特定の宗教を持たないけれども、重篤な病や死に直面して誰かに祈ってもらいたい患者もいる。人間がスピリチュアルな存在であるかぎり、生命の危機に直面したときにはスピリチュアリティが顕著に覚醒し、その結果、神への祈願が起きているからである。[13] このような祈願については、ほとんど研究されてこなかった。本稿ではこのような人への「執り成しの祈り」の課題を考察したい。

(1)「執り成しの祈り」が持つスピリチュアルな側面

「祈り」は目に見えない神仏に自分の願望や悲しみを訴えるもので、非常にスピリチュアルな出来事である。筆者はスピリチュアリティを人間の生命維持機能と考えている。[14] 以下、スピリチュアリティの機能の特徴を列記する。詳しくは、筆者の『スピリチュアルケア学序説』を参照されたい。

1 目に見えないが人や物を動かす(病気を癒やし、不安を取り除く)力を持つもの(神仏、超越者)との関係をつくる機能

2 宗派や教派に無関係にすべての宗教の根底にあるもの。社会的制度を持つ宗教を形成する前の宗教的動因と言えるもの

3 人が危機に直面すると顕著に覚醒して、人を支える土台やその人らしさ(セルフ・アイデンティティ)を与える枠組みとなる超越的存在(神仏)との関係をつくる機能

4　すべての人が生得的に持つ生命維持機能

このようなスピリチュアリティは、病や死の接近で今までの生きる意味や目的が崩されたとき、新たな土台や枠組みに立っていのちの意味を与え、あるいは病の苦しみの意味を与える機能である。いのちの根源への問いは、昔から文学、哲学、音楽、芸術のテーマになってきたが、人間的知識では傷ついた人生や見失った過去や未来を取り戻す納得のいく解答を見つけ出すのは困難である。なぜなら、知性や理性を超える宗教的な問題だからである。つまり、これらの問いは宗教や信仰の問題としてとらえる必要がある。しかし、現代人の多くは特定の宗教に縛られることを好まず、宗教への入信に警戒心を持っている。そこで特定の宗教ではなく、個々人の神との関係の問題として扱う必要が出ている。言い換えれば、個々人の魂のニーズに応えるために宗教の教理の中から解答を探すのではなく、患者本人の神（超越者、絶対他者など）とのかかわりを明確にして強化する中で、納得のいく解答を見つける必要が出てくる。特定の宗教を持たないということは、既存の宗教の教理や生き方が患者には納得いかなかったことを示している。しかし、危機に直面して「執り成しの祈り」を求める患者自身の神を探り出したり、患者自身の信じるものを明確にしながら患者が納得する答えを探す必要がある。患者自身の神を見つけて、直面する病や死の問題に対応するのがスピリチュアルケアである。

（2）死の危機への対応

「執り成しの祈り」の祈りが求められる状況は、患者が病気快復や苦痛の緩和を求めるときが多い。その意味では医療とスピリチュアリティは深い関係になる。スピリチュアリティが医療の中で問題になる理由ついて、英国のロイヤル・ハラムシャー病院（Royal Hallamshire Hospital）のマーク・コッブ（Mark Cobb）は次のように述べている。「スピリチュアル・ケアは死が差し迫った人の声に耳を傾けることである。……スピリチュアルな観点から患者に耳を傾けるには、患者の生に意味を与えている信念や価値観を見ることが重要であり、かつ、見えない大きな存在との繋がりを見て取る感受性や洞察が不可決である[15]」。

コッブの指摘のように、重篤な患者には医学的治療が重要であることはもちろんのこと、患者の魂へのケアも非常に大きな意味を持っている。自分の生命が終わることに患者は不安や恐怖を感じている。これらの不安や恐れを和らげる答えなど誰も持っていない。この世の知識、経験、情報がまったく役立たないとき、人間を超える神に救いを求める。人知を超える神仏の愛や慈悲にすがることで魂の平安や希望を得たいと願う。そこから祈りが生まれてくる。このように死が迫ってきたときに、病気の快復や延命、あるいは苦痛の緩和などを神にすがるのは、宗教への信仰の有無に関係なく、患者の魂にはいのちを支える確かなものや将来への希望が必要だからである。こうしたスピリチュアルな必要は、すべての人の基本的願望であり、生命維持の機能である。

ここでは「執り成しの祈り」で祈られる内容について触れておきたい。重篤な病や死に直面した人が求めるものは、しばしば、病気の治癒や快復である。以下に列挙する。

①病気の治癒
②痛み、苦痛の緩和
③生きる意味、苦難の意味を見つけること
④心の平安、安心、希望への希求
⑤安楽な死、苦痛のない死
⑥遺される人たちの安全、健康、生活保障
⑦職場への復帰
⑧家族の和解

しかし、特定の宗教や信仰のない患者への「執り成しの祈り」の作法についての研究は多くはない。次項では、長年病院チャプレンをした経験のあるN・A・キルクウッドと牧会神学者S・ヒルトナーの分析を取り上げて「執り成しの祈り」について見てみたい。

四　N・A・キルクウッドとS・ヒルトナーの「執り成しの祈り」の分析

(1)　N・A・キルクウッド

最初にN・A・キルクウッドを取り上げる。欧米ではチャプレンが常駐していて患者のスピリチュアルな問題にいつでも対応できる体制ができている。患者はチャプレンの援助を受けることが当たり前になっている。そのような医療体制の中で「執り成しの祈り」が持つ問題についてキルクウッドは次のように指摘している。この指摘は、宗教や信仰を持たない人が「執り成しの祈り」を求めたときに留意すべきことにも示唆を与えるものである。(16)

①「祈禱書」などを読んで終わりにすることは、祈りを儀式化する危険性を示している。

②個々の患者の必要に応えることを忘れて一般化してしまう危険性。そのために神の存在や恵みが十分に響かない危険がある。

③表面化が起きる危険性。患者の心に響かない言葉で同じことが祈られる危険がある。また、ケアに自信が強すぎる人は、思い込みで祈る傾向がある。神経質な人は神経を使いすぎて十分患者の魂に届かない祈りをしてしまう危険がある。

④「執り成しの祈り」があまりにも宗教的すぎてそれについていけない人がいることに注意すべ

きである。年代によって言葉が変化しているために、年代の高い人の言葉に若い人は違和感を感じたり、センチメンタルに聞こえたりする。また非常に敬虔ぶった祈りには、違和感を持つ信徒もいる。祈っている人にも意味がわかっていないのではないかと疑う信徒もいる。

⑤自己正当化の危険性。祈りを通して自己正当化する危険がある。自分は有能で患者のために適切な祈りができていると誤解する人もいる。

⑥権威主義の危険性がある。[17]

「執り成しの祈り」は患者の望みに従ってなされるものである。しかし、チャプレンや牧師が「お祈りをしましょうか」と言ったとき、患者は「お願いします」と言ってしまうことがある。患者には「いいえ」と言いにくい状況がある。患者の自律性や尊厳を傷つけていることに気づかずに祈ってしまう危険性がある。キルクウッドの指摘は、キリスト教信徒への「執り成しの祈り」の際の注意であるが、宗教や信仰を持たない人への「執り成しの祈り」に対する注意でもある。患者の自律性と尊厳を重視し、患者の意思や希望を最優先する配慮が重要だと指摘している。

以上の指摘は、「執り成しの祈り」が日常的に行われる宗教環境では十分注意すべき点である。しかし、「執り成しの祈り」になじみのない宗教や信仰のない人たちへの「執り成しの祈り」の注意事項でもある。宗教や信仰を持たない人たちの中には、宗教や信仰に触れることはあったが、特別必要も感じず宗教を持たなかった人や、積極的に拒んできた人もいる。この積極的拒否者には拒否した原因や理由がある。その原因や理由をしっかりと受けとめて宗教への理解を得るには正しい情報や知識が必要な場合がある。また、宗教や信仰への積極的拒否に感情的要素が伴っている場合、積極的拒否の壁を破るのは困難である。患者がその壁を破り、素直に神と向き合い心底祈る心になるには、ケア者の真剣で真摯《しんし》で誠実な姿勢が求められる。キルクウッドの指摘する注意点は宗教や信仰のない人のための「執り成しの祈り」の注意点としても十分当てはまる指摘である。

さらに、キルクウッドは、祈りの内容についても注意点を述べている。それらも宗教や信仰を持たない人への「執り成しの祈り」に適応する。

①簡潔に祈る。
②患者の氏名をあげて祈る。
③患者の心にある悩みや祈りをしっかりと把握して祈る。
④患者が願っていないことは、祈らないほうがよい。
⑤特殊な宗教用語は使わないほうがよい。
⑥神様の愛を祈りの中で表現する。
⑦患者の望みを励ます祈りをする。
⑧祈りの言葉や祈りの内容には注意を払う。
⑨祈りで神様を操作してはならない。

⑩病気の癒やしを求めて簡単な言葉で繰り返し祈ることは助けになる。
⑪神の祝福を求める祈りをするのはよい。[18]

これらの指摘は、宗教や信仰を持たない人への「執り成しの祈り」においても十分留意すべきことである。

(2) S・ヒルトナー

さて、牧会神学者S・ヒルトナー (Seward Hiltner) は教会員へのベッドサイドでの「執り成しの祈り」の作法ついて、「牧会活動とカウンセリングにおける祈りの適切性に関する一般的な規則」と題して臨床のケースを用いながら詳説している。[19] ここでは六つの要点に絞って彼の分析を紹介したい。[20]

①「執り成しの祈り」が陥る危険性

ヒルトナーは「執り成しの祈り」が陥る危険性について二つのことを語っている。一つは「執り成しの祈り」は牧師の働きがこれ以上進展しなくなったときの最後の逃げ道になる危険性があることを指摘している。[21] 牧師にはまだなすべき事があるにもかかわらず、「執り成しの祈り」をすることで牧会カウンセリングを終えようとする危険である。W・E・ヒュームも牧師が病状の悪化に不安を持ち、そこから逃避する手段に「執り成しの祈り」が用いられることがあると指摘している。[22]

もう一つは、牧会やカウンセリングで解決の道が見つからず、牧師の権威を失う心配があるとき、「執り成しの祈り」をすることで、なんとか事態を治めて牧師の権威を保持しようとすることがあると指摘している。[23] ヒルトナーが指摘するような「執り成しの祈り」は患者のためではなく、牧師自身の保身的目的でなされるもので、「執り成しの祈り」の本質に反する祈りになっている。これらは「執り成しの祈り」の誤った使い方を示したものである。これは牧師が「執り成しの祈り」をするときの誘惑を指摘したものと言える。

②「執り成しの祈り」が持つ構造

ヒルトナーは「執り成しの祈り」が持つ構造を明らかにしている。教会員が持つ霊的欲求を牧師がしっかりと理解し神に祈ることで、その霊的欲求は教会員、牧師、神様の三者に共有されることになると述べている。[24] つまり、「執り成しの祈り」にかかわる三者が祈りを共にすることになり、教会員が苦しみの軽くなることを感じ、またそこから希望が生まれてくることになるという。

③罪責感を持たせない

「執り成しの祈り」では教会員の霊的欲求を事実として受けとめることが重要で、祈りはこうあるべきだという規範をつくって、祈りの内容を肯定したり否定したりすることがあってはならないという。教会員の霊的欲求はそのまま神様に祈るべきものであって、牧師が祈りの内容の是非を判断すべきではないという。同時に霊的欲求がどのような内容であったとしても、教会員に罪責感を持たせてはならないと述べている。[25]

④自由に心を開示できるように

「執り成しの祈り」で教会員が緊張している場合、教会員の心がほぐれるようにと、聖霊の助けをまず最初に祈るべきだという。[26] 教会員の中には、牧師が祈りを共にしてくれることに緊張を感じたり、圧迫を感じる者がいるので、無理やりに「執り成しの祈り」に入るべきではないという。むしろ、第一にすべきことは、神様からの平安と安らぎが与えられて、自由に心を開示できるようにと祈ることであるという。

⑤神の恵みを明確にする

「執り成しの祈り」では、人が困難や苦難に直面したときに、神様がどのように応えてくださるかを確信して祈ることが必要だという。[27] 牧師が神様の恵みを明確にできれば、教会員は自分の気持ちを自由に神様に開示し祈ることができるのである。神様の恵みが十分明確にならなければ、教会員は自分の気持ちを心に溜め込んでしまい、神様への怒りを募らせることになり、ついには、神様との関係が崩れてしまうことになるという。

⑥患者の信仰の背景を尊重する

「執り成しの祈り」は各患者が歩んできた信仰の伝統や経験を尊重すべきであるともいう。(28) 教派によって祈りの形式が異なるので、それぞれの患者の信仰の背景を十分理解した上で、その人に適した「執り成しの祈り」がなされるべきであるという。

チャプレンのキルクウッドと牧会神学者ヒルトナーの二人を取り上げて「執り成しの祈り」の作法について見た。それらは、キリスト教徒を念頭に置いて書かれたものであるかもしれないが、ここで取り上げた注意点は必ずしもキリスト教徒に限らない。日本のように宗教や信仰を持たない人が多い宗教文化の中でも応用できる内容である。さらに、宗教や信仰のない人への「執り成しの祈り」を行うときにケア者が心に留めておくべきことでもある。それは「執り成しの祈り」が患者の願いや希望に添うものであり、患者の不安や苦しみを軽減するものであり、患者のスピリチュアリティに沿った祈りであることである。宗教や信仰のない人への「執り成しの祈り」は、祈れば病気が治るという魔術的なものではない。むしろ、患者の不安や恐怖に寄り添いながら、神への仲介役をする祈りである。そこで、患者への愛情や思いやりが重要なケアになる。次に、寄り添うための「執り成しの祈り」の本質について考察したい。

五　寄り添い型の「執り成しの祈り」

(1)「執り成しの祈りのケア」の本質

臨床現場では誰彼なしにすべての患者に「執り成しの祈り」をするわけではない。特に、宗教や信仰に無関心な人や特定の信仰を持たない人への「執り成しの祈り」には、特別の注意が必要である。

①「執り成しの祈り」とは、患者とケア者が苦痛や希望を共有すること

患者はすでに見たように、病気の治癒や延命などの希望や願望を持っている。しかし、医療者も家族もその願望をかなえられないこともある。患者も家族も病気の快復を願いつつ、病気の悪化や死の接近の前に葛藤し悩むことがある。神に願いや訴えを伝えたいと思っていても、患者はその手段を知らない。また、信仰のない自分にはそんなことはできないと思っていることもある。ケア者の存在は、患者の祈りたい気持ち、治癒への希望などを神に伝える仲介役として大きな働きをする。患者自身は遠慮や戸惑いを持ちながらも、ケア者の「執り成しの祈り」を通して神に届けることができるのである。こうして患者とケア者は苦痛や希望を共有して、神に伝える。

②患者が自分を超えたもの（生命の原点、土台）を見つめることへのケア

スピリチュアルケアは単に直面している死の回避や緩和への援助ではなく、患者の垂直的関係である神（超越的存在）との関係の中で問題と向き合う援助である。病気は身体的苦痛が伴うので、治癒や苦痛緩和を求める患者が多い。しかし、スピリチュアルケアは治療や苦痛緩和を直接求めるだけではなく、むしろ自分の生命の原点（土台）である神（超越者）を見つめることを重視する。宗教や信仰に無関心な人が、目に見えず手で触ることのできない神の知識や理解を持つことは多くはない。そのため、特定の信仰を持たない人は神との関係形成が困難である。ケア者の働きは、患者の経験、知識、理解の中の神仏との関係を見つける援助でもある。ケア者は患者の人生物語（ナラティブ）、経験、悲嘆に耳を傾けながら、そこにあるスピリチュアルな内容（要素、側面）に気づき、それを患者に伝え、スピリチュアルな物語であることに気づくように促す援助をする。

特に、スピリチュアルケアの基本である患者の神の働きや神の意思への気づきが重要である。自分の生命が神の意思の中にあることに気づくことで、大きな「神の物語」の中に「自分の物語」があることに気づき、目に見えない絆につながっているという安心を持つことができる。自分の生命や人生が神の計画や意思の中にあると気づくとき、不安や恐怖から解放されて平安に導かれる。

③自分の内面（不安、怒り、悲しみ）を見つめることへの援助

「執り成しの祈りのケア」は、患者が目に見えない神（超越者）の働きに気づくことが大切である

が、それと同時に自分自身の内面に気づくことも重要である。自分の内面を見ることはあるがままの自分を見ることである。自分の醜さ、弱さ、汚さを見ることを好む人は少ない。内面にあるものは、人の目にも自分の目にも隠しておきたいことが多い。自分の心の中にある自分中心の心、偏見の心、人との競争心、負けず嫌いな心、気に入らないと喧嘩早い心などは、人に知られたくない。また、病気になり、精神的に落ち込み、人をうらやみ、人の悪口や弱点が気になったり、仮想の自分を妄想して自分を優れた者と思い、自分の能力、業績、教育を過剰に評価する自分がいても、それは人に知られたくない。ケア者は患者の弱さや醜さに気づきながら、温かいまなざしで患者を見守り、患者自身が自分の弱さや醜さに目を向けることができるようにケアする。ケア者の温かいまなざしと配慮の中で自分の弱さや自己中心性を見ることで、スピリチュアルな存在の中に見守られている自分に気づくのである。スピリチュアルな存在のまなざしの中で弱さや醜さに気づいてもらうケアである。

④無力な自分の肯定と希望へのケア

上に述べたように、スピリチュアルケアは「気づきのケア」と言える。「気づき」の対象は二つである。(a) 自分を超える超越的存在に気づくこと、(b) 自分の弱さや醜さに気づくことである。超越的存在と自分の現実への気づきは非常に重要である。しかし、気づきがすべてではない。さらに、一歩前に進むケアが必要になる。弱く自己中心的自分を抱える者が自分を超える超越者にすべてを委ねる決断をすることが重要である。弱さや自己中心な自分に執着し束縛されている自分を手放して、超越者の意思と計画に自分を任せる決断である。この決断には不安やリスクが伴うので、それはケア者の患者への信頼に支えられることが多い。患者は神に生かされるスピリチュアルな存在であるというケア者の信仰に支えられて、患者は自分の見方を変えていく。水平関係の出来事にしか関心と価値を置かなかった生き方から、目に見えない神との垂直関係の中に自分を飛び込ませる決断である。その選択・決断は、患者へのケア者の愛情や思いやりが患者に実感されて起きるものである。特に、特定の宗教や信仰を持たない人には、スピリチュアルな世界に自分の人生をかけることは、一種のリスクを感じさせる。そこでケア者の信仰、愛、思いやりや人格が大きな力を持ってくる。患者がスピリチュアルな世界を信じることを保証するのは、ケア者の人格であり、ケア者との信頼関係であったりする。信仰を持たない人のリスクを払拭《ふっしょく》するだけの人格的力がケア者に求められる。

（2）祈りの願望に応えるスピリチュアルな祈り

ハーパーⅢとラドニックは、祈りの言葉について、次のように述べている。

できるだけ美しい言葉で心のこもった言葉で、真摯な態度で神への崇敬と人への思いやりを込めた言葉で祈るべきである。また、患者の思い悩んでいることを言葉にし、慰め、励まし、信仰が強められるように知恵を尽くして祈るべきである。患者にも自分で祈るように勧めるときには、

チャプレンは患者が希望、恐れ、赦《ゆる》しの願望、祝福の確信（感謝）を自由に口にできるように助けるべきである。(29)

ハーパーⅢらの言葉から私たちは、次のようなことを学ぶことができる。「執り成しの祈り」が患者の悩みをしっかりと受けとめ、かつ神に届くように最大の注意を払うことを勧めている。祈りの言葉について、「できるだけ美しい言葉」であることを求めている。それは言葉が美しいだけではなく、患者の魂に届き慰め励ます言葉のことである。さらに、「真摯な態度で神への崇敬と人への思いやりを込めた言葉で祈るべきである。また、患者の思い悩んでいることを言葉にし、慰め、励まし、信仰が強められるように知恵を尽くして祈るべきである」とある。患者の思い悩んでいる苦悩を適切にとらえる能力が必要である。また、ケア者への温かさや思いやりが必要である。これらはケア者がする祈りについての注意である。さらに、ハーパーⅢらは、患者にも自分で祈ることを勧めている。患者が願いや恐れ、赦しの願望、感謝の気持ちを自由に口に出せるようにケア者は助けるべきであるとしている。患者自身が本当の痛みや苦しみを表現することの大切さを語っているのである。そうすることで患者が重篤な病を持ちながら、祈りを通して神との信頼関係（信仰）を深め、残された生命を有意義に生きることができるのである。

ハーパーⅢらの言葉は、キリスト教信徒の患者に当てはまるだけではなく、特定の信仰を持たなくても人生の危機に直面して祈ってほしいと願う患者に適応できるものである。ハーパーⅢらの「神への崇敬」は、キリスト教的神を指していると思える。しかし、それぞれが持つ個人的神であったり、超越者と置き換えることができる。その意味で、スピリチュアルケアとしての祈りのケアを示していると言える。

筆者は宗教や信仰を持たない患者に対する「執り成しの祈り」について、特に次のような注意点を挙げておきたい。

①祈りの押しつけ、強要をしない。祈ることの許可を患者に求める。本人の意志、希望を確認する。
②祈りの内容についても確認する。「何をお祈りしてほしいですか」「どんなことをお祈りしましょうか」など尋ねるのが良い方法である。
③「執り成しの祈り」では、宗教特有の言葉を使わずに、患者の生活上の言葉で祈ることが重要である。
④「執り成しの祈り」に神への崇敬の念が示されること。ここでの神は患者の個人的神を意識して、ケア者の神を押しつけてはならない。重要なのは神への真摯な思いである。
⑤神の愛、優しさ、力強さが祈りの中で示されるように配慮する。

六　スピリチュアルケアの一つとしての「執り成しの祈りのケア」

スピリチュアルケアは人の内面に深くかかわるので、ケア者自身の人間性は非常に重要である。特に、人権や人間の尊厳への意識を十分に持っていなくてはならない。そしてケア者自身の資質が問題になる。ロッド・マクレオッド（Rod MacLeod）はケア者の人格について、崇高な人格、信頼、同情、思慮、良識、公正、誠実、正義などの重要性を挙げている。[30]

ここでは「執り成しの祈り」をするケア者に求められる四つの資質について考えてみたい。①優しさ、②感性、③信仰、④言葉の四つの資質である。これらは、技術的なものではなく、ケア者自身の内面にそなわっている必要がある。特にここでは、特定の宗教や信仰を持たない人の「執り成しの祈り」を中心にして見てみたい。

（1）優しさ、いたわり、思いやり

患者を全体として受け入れ、傷ついた心、自信を失った心への優しさ、思いやりを持つケア者の資質が大切である。それは患者への尊敬につながることである。どんなに傷ついて倒れても、患者の人格を尊重し、その痛みに共感する優しさや思いやりを持つ資質が求められる。

使徒パウロは、コリントの信徒の教会に宛てた手紙の中で、人種、文化、立場の異なる人が互いを

理解し受け入れて生きる方法を語っている。「体は一つでも、多くの部分から成り、体のすべての部分の数は多くても、体は一つであるように、キリストの場合も同様である。つまり、一つの霊によって、わたしたちは、ユダヤ人であろうとギリシア人であろうと、奴隷であろうと自由な身分の者であろうと、皆一つの体となるために洗礼を受け、皆一つの霊をのませてもらったのです」(コリントの信徒への手紙一 一二・一二―一三)。この手紙でパウロは、人種、文化、立場の異なる人が一緒に生きることの難しさを意識しながら、共に生きるための共通土台を提示している。「一つの霊をのむ」ことが共通基盤をつくるという。「一つの霊をのむ」とは、すべての人のいのちの原点を意識し、その原点の前に謙遜に生きることを意味している。私たちの現実の社会には、強者、弱者、富める者、貧しい者がいる。それぞれが個人的歴史や文化、価値観や人生観を持ち、さらに意思や願いを持ち、自分を主張する。人が一致することは至難の業である。多くの違いを持ちながらも、立ち止まって自分のいのちの原点を考えてみると、私たちは自分の意志や選択で生まれてきたのではない。自分のいのちの原点は自分の意思や願望ではなく超越者にあり、それは絶対他者などと呼ぶしかない目に見えない何者かである。自分を超える何者かの呼び名はいろいろあるが、そこに私たちのいのちの原点があると信じることが重要である。自分を超える意思によって自分の存在があると信じることができれば、人は謙遜になり、祈りが生まれてくる。

パウロの言葉は、宗派や教派の枠を越えるスピリチュアリティの視点から解釈することができる。私たちの世界には多くの宗教があり、ときには互いにいがみ合うことさえある。一つの理由は教理や伝統の違いからくる。宗教人は自分たちの信じる教理こそ正しいと主張するかもしれない。その結果、他者の宗教を否定してしまう。しかし、少し考えてみると、それぞれの教理や伝統は与えられた自然環境・歴史・時代・社会状況の中から生まれ、独特の教理や伝統を生み出してきた。人々が経験する困難や災難の中で救いを求めて生まれたものである。突然の自然災害や不条理な出来事で、愛する者を失って生きる意味や目的を失うことがある。その困難や苦難、悲しみや痛みを人間の知識や理解では納得できるように解釈できず、神や仏を求める中で解答を見つけ出そうとした結果、教理が生まれ伝統が形成されたのである。そこにあるものは、苦難の解答を見つけ出そうとした人間のスピリチュアリティである。教理や伝統が最初にあったのではない[31]。人間のスピリチュアリティが機能して教理が生まれ、伝統がつくられた。パウロが「皆一つの霊をのませてもらったのです」と言っているのは、すべての人が霊的機能（スピリチュアリティ）を持っていて、苦難の中でも神に救いを求め生きる機能が生得的に与えられていることを指している。

パウロは神（超越者）への願望がすべての人にあることを述べて、異なる文化、習慣、宗教を持つ人が一つになる鍵は「愛」なる神を見ることだと説いている。「愛は自慢せず、高ぶらない。礼を失せず、自分の利益を求めず、いらだたず、恨みを抱かない。不義を喜ばず、真実を喜ぶ。すべてを忍び、すべてを信じ、すべてを望み、すべてに耐える」（同、一三・四―七）。パウロは文化、習慣、価値観は異なっても皆一つの霊をのんでいるのだから、自分のいのちの原点を見上げ、自分に執着せずに互いに愛することを勧めている。神（超越者）は愛なる方なのだから私たちも神（超越者）にならうって愛を身につけるように勧めている。

このパウロの語るキリスト者が持つ愛は「執り成しの祈りのケア」にも当てはまるものである。特に、病人を目前にしてなされる「執り成しの祈り」は、傷ついた患者への愛や優しさと人間への尊敬、敬愛がなくては成り立たない。パウロの教えに従えば、宗教も信仰もない人への「執り成しの祈りのケア」は、愛中心、患者中心のケアである。そこではケア者は仕える者である。このパウロの示す姿勢こそ、宗教に無関係な人や宗教に警戒心を持つ人への「執り成しの祈り」をするときに配慮すべきものであり、ケア者自身の資質とすべきものである。

(2) 感性

ヒルトナーは、牧会がうまく進まず、これ以上の進展が望めないときに、牧会を終えるために「執り成しの祈り」がなされる危険性を警告した。「執り成しの祈り」が患者の魂に届くためには、患者の魂が求めるものをしっかりと把握(アセスメント、理解)することが求められる。患者の言葉、表情、動作、態度などから患者の必要、願望、苦悩、神への求めを的確にとらえる必要がある。そこで大切になるのはスピリチュアルな感性である。

スピリチュアルな感性は、心理的感性と重なることもある。心理的な感性は、人の愛情や憎悪、友情や嫉妬、感謝や反発など人間間の問題を把握する。それに対してスピリチュアルな感性は、神(超越者）との関係を把握する機能で、死後のいのち、罪責感や赦しへの求め、人生との和解への願望などが含まれる。[32] 患者が持つ神への関心や救いを求める態度を受けとめる感性をケア者が持つ必要がある。心理的問題を水平関係の問題とすれば、霊的問題（スピリチュアルな問題）は人間が持つ垂直関係の問題と言うことができる。人間間に起きる問題は水平関係の心理的問題であるが、人間を超える神（超越者）との間の問題は垂直関係の問題である。人間の理性や感情だけでは解決できない。死後のいのちや罪責感の問題は神との関係の中でしか解答が得られない。理性や感情を超えて、信仰（信じること）が問題になってくる。ケア者には、患者の超越者との関係や信じる能力を感知するスピリチュアルな感性が求められる。

（3）信仰

ここでの「信仰」とは、ケア者の神への信仰だけではなく、ケア者の患者の魂に対する信頼である。患者の魂への信頼とは、「患者の魂は神との絆の中で安心と充実感を得たいと願っている」という信仰である。患者の魂は神との絆を求めているという信仰が、ケア者自身のケアの原動力となる。それだけではない。患者が患者自身への信頼を失ったり、自暴自棄になったときでも、患者の魂が神との絆を求めていると信じることで、ケアの継続ができるのである。患者はケア者の信仰に支えられるのである。患者はケア者の信仰の中で神の愛に気づき、将来への希望を見つけ出すことができる。

（4）言葉

「執り成しの祈り」ではケア者の祈りの言葉が重要な働きをする。ケア者の祈りの言葉は、患者の苦痛を理解し患者の魂への信頼を示すものでなくてはならない。ヒルトナーが指摘するように、「執り成しの祈り」は牧会カウンセリングの最後にすることが多い。そこで患者の心と魂に響く言葉で祈る必要がある。筆者は次のように考えている。患者の魂に届く言葉とは、①形式的な言葉ではない。患者の文化や経験に沿った言葉で、患者の魂の必要に応える言葉である。②わかりやすい言葉でありながら、真実、誠実、謙遜のあらわれた言葉である。③ケア者を通して聖霊が語りかける言葉である。ケア者の言葉でありながら、患者が神の言葉と受けとめることのできる言葉である。神の言葉が持つ慰め、励まし、赦し、希望のある言葉である。

このような言葉は、宗教や信仰を持たない人にも届くのである。宗教用語は宗教者には理解できても、それ以外の人には理解しにくい。患者の魂に語りかけ、素直に神を見上げることができるような言葉を使うべきである。ケア者の祈りの言葉に助けられて、神の愛や意思に気づくようにすべきである。

七　むすび

本稿は特定の宗教や信仰を持たない人への「執り成しの祈り」の作法を明らかにしてきた。病気の治癒を求める「執り成しの祈り」は、患者に生きる力を与え希望を支えるという意味で、医療での意味は大きい。宗教や信仰のあるなしにかかわりなく、患者のための「執り成しの祈り」について、今後もさらに研究がなされるべきである。

神学者のヘルムート・ゴルヴィッツァーは「執り成しの祈り」について、「とりなしの祈りを祈るということは、私たちの心にかかっている全ての人を神のもとへつれていくことを意味します」と述べている。[33]「執り成しの祈り」が病気の治癒のような問題解決の手段になるのではなく、むしろ、神の前に立つように導くことに「執り成しの祈り」の本質があると語っている。彼は、「執り成しの祈り」をする行為が自分と神との関係を新たな局面へと開いていくと語っている。さらに、彼は次のように述べている。「とりなしの祈りを祈るとき、人間と人間とはただ単に知り合うだけでなく、神の目という回り道をして知り合うことになります。神の光は私の隣りにいる人々の面《おもて》にふりそそぎ、その表情をより明らかに、鮮やかに、理解しやすくしてくれます。……私の内部にその人に対する愛が生まれます。私はその人と共に生き、共に恐れ、共に悲しみ、共に喜び、共に望みはじめます」と。[34]ここでは病気の治癒という身体的問題の解決だけを祈るのではなく、ケア者と患者が一緒に生きる機会となることが指摘されている。それは「執り成しの祈り」を通して、患者とケア者が神の前に一つに結ばれて、苦難や喜びを共に生きるものに変えられる姿である。

問題解決的「執り成しの祈り」に対して、アラン・リチャードソンは、祈りが「自己中心的な要求や魔術的な祈り」になることを警告して、「祈りの本質は物乞いではなく捧げること、自己追求的なものではなく献身的なものである」と述べている。[35] リチャードソンは「執り成しの祈り」が個人の要求の実現手段になることに警告を出している。「執り成しの祈り」が神への要求となり神への命令となることで、神を崇《あが》め礼拝すべき対象から追放し、人に仕える奴隷にしてしまうからである。

ゴルヴィッツァーやリチャードソンの指摘は、「執り成しの祈り」は病気治癒や苦痛緩和だけを目的とするものではないことを言っている。それは問題解決のための「執り成しの祈り」になるからである。キリスト者には十分納得できるが、キリストへの信仰を持たない人に受け入れられるであろうか。人が病気治癒を求めることは当然である。全能なる神、愛なる神がいるならば、当然、病気の治癒をかなえてほしいと考える。重篤な病気で生命の危険にあるならば、生命を救ってくださいと神に祈るのは当然ではないだろうか。まして、すべての人を愛し一人も滅びることを望まない神ならば、一人の生命をなぜ救わないのかと疑問を持つ。だから、病気治癒を求めることが誤りであるとなれば、神を信じる意味がないと言うかもしれない。

宗教や信仰もないけれども、いのちの危機に直面して、患者が「執り成しの祈り」を求めるとき、患者への優しさや配慮が最優先されるべきである。それは神の愛の大きさを伝えることであり、どんな小さな苦しみや悲しみをも理解する神の姿を代弁するものである。そのためには、ケア者の感性が求められる。患者の神への疑いや怒りまでもしっかりと感じ取り、優しさやいたわりの心で包み込む神の愛を示すことが患者の心を神に近づかせることになる。目に見えないスピリチュアルな世界は宗教も信仰もない人には受け入れがたいものかもしれない。だからこそ、ケア者には、患者の魂に寄り添いつつ愛と忍耐と信仰をもってケアすることが求められている。宗教や信仰を持たない人への「執り成しの祈り」は、ケア者の患者への最も深い愛情やいたわりの心を伝える手段となる。ケア者自身の信仰の中で患者自身が支えられ守られることを伝える機会となる。スピリチュアルケアの最も本質に触れるのが、「執り成しの祈り」であると言える。

注

（1）「作法」とは、一般的には「事を行う方法、起居・動作の正しい法式」（新村出編『広辞苑』第二版補訂版、岩波書店、一九七六年、以下同版）を指す。ここでは、作法の内的意味を強調したい。①相手を真心から迎えるための法式、②長い時間の経験を経てつくられたもので、無駄がなく、適切に相手を迎える法式、③自然、風習、文化的環境に根ざした仕草でつくられている。本稿では「作法」を単に手順、方法という意味ではなく、病で苦しむ人を人として温かく、手厚く迎えるための方法を意味する。

（2）Kirkwood, Neville A., *Pastoral Care in Hospitals*. E.J. Dwyer Pty, 1995, p.100.

（3）西岡秀爾「スピリチュアルケアにおける祈りの諸相」『曹洞宗総合研究センター学術大会紀要』13、

二〇一二年、四一九—四二四頁。

（4）　山本佳世子「『非宗教者』によるスピリチュアルケアにおける『祈り』」『宗教研究』（日本宗教学会）、第90巻（1）、九九—一二二頁。

（5）　日本語では、祈り、黙想、祈禱、祈念、祈求、祈誓、念仏など。英語には meditation（黙想）、contemplation（観想）、petition（嘆願、懇願）、praise（賛美の祈り）、confession（告白の祈り）、intercessory prayer（執り成しの祈り）などが代表的なもので、その特徴は内省的、神との信頼関係、願望的要素が見られる。

（6）　Carlson L.E, Garland S.N., Impact of mindfulness-based stress reduction (MBSR) on sleep, mood, stress and fatigue symptoms in cancer outpatients. *International Journal of Behavioral Medicine*, 12(4), 278-285, 2005.

（7）　Aviles, J.M., Whelan, S.E., Hernke, D.A., et al., Intercessory prayer and cardiovascular disease progression in a coronary care unit population : A randomized controlled trial. *Mayo Clinic Proceedings*, 76, 1192-1198, 2001.

（8）　念力とは、「精神をこめた力」とある（『広辞苑』）。「自分の願望の実現を求めて精神を集中して念じること」と定義する。

（9）　テレパシー（telepathy）とは、『広辞苑』によると「言語、その他の感覚的手段によらず、ある人の精神から他の人の精神に思考・観念・感覚などの印象が伝達されること。遠感現象、精神感応」とある。

（10）　このような遠方にいる人が入院中の患者のために祈る祈りの科学的研究の結果では、その効果は否定的である。

（11）　窪寺俊之『スピリチュアルケア学序説』三輪書店、二〇〇四年。「資料2」を参照。VandeCreek, L., Burton, L. (ed.), A White Paper. Professional chaplaincy : Its role and importance in healthcare.

Journal of Pastoral Care, 55, 81-97, 2001.

(12) Harper III, James M. and Rudnick, Rabbi Jonathan E., The role of the chaplain in palliative care. In *Oxford Textbook of Palliative Medicine*, 4th edition, ed. by Geoffrey Hanks, Nathan I. Cherny, Nicholas A. Christakis, Marie Fallon, Stein Kaasa, Russel K. Portenoy. Oxford University Press, 2011, p. 201.

(13) 窪寺、前掲書。筆者は作家高見順（一六—二〇頁）と宗教学者岸本英夫（四八—五二頁）を取り上げた。高見順が遺した『闘病日記』には、高見がガンであることがわかり、死に怯えるなかで宗教に救いを求める姿が描かれている。高見は救いを求めてあらゆる宗教書を読んでいる。しかし、高見は最後まで特定の信仰に入ることを恐れて、入信しなかった。キリスト教徒の友人や僧侶の友人からも教えを聞き、信仰を持ちたいと強く願ったが入信しなかった。彼の『闘病日記』は特定の宗教を持たない人にも激しいスピリチュアルペインやニーズがあることを明らかにしている。岸本英夫は宗教学者であるが、青年時代にキリスト教を離れた。ガンが見つかって以来、十年間、死に怯える人生を送ったが、二度と宗教に入らないと拒否したので、ガンによる死に怯え、死後のいのちに疑問を持っていた。岸本は、科学的立場を取っていたので、宗教が奇跡を語ることに納得がいかなかった。しかし、自分が死に直面したとき、自分の魂は宇宙の霊に戻っていくと語っている。彼の魂が宇宙の霊に戻るという科学的証拠はない。彼は自分のスピリチュアルニーズを満たすために自己流の宗教を生み出して、そこに救いを見つけたと言える。ここには岸本のスピリチュアリティの発露を見ることができる。高見順については、「スピリチュアル／宗教的ケアの役割と課題」、窪寺俊之編著『スピリチュアルペインに向き合う』スピリチュアルケアを学ぶ2（聖学院大学出版会、二〇一一年、一三七—一九八頁）でも取り上げている。

(14) 窪寺『スピリチュアルケア学序説』、一三—一五頁。

(15) Mark Cobb, *Psychosocial Issues in Palliative Care*, 2nd ed., ed. by Mari Lloyd-Williams. Oxford

University Press, 2008. マリ・ロイド＝ウィリアムズ編『緩和ケアにおける心理社会的問題』若林佳史訳、星和書店、二〇一一年。窪寺、前掲書、二八六頁。

(16) Kirkwood, *Pastoral Care in Hospitals*, pp.100-103.

(17) Ibid., pp.101-102.

(18) Ibid., pp.109-115.

(19) Hiltner, Seward, *Pastoral Counseling*. Abingdon Press, 1949. S・ヒルトナー『牧会カウンセリング――キリスト教カウンセリングの原理と実際』西垣二一訳、日本基督教団出版局、一九六九年、三三二―三五三頁。

(20) 同上書、三三九―三四〇頁。

(21) 同上書、三三九頁。

(22) Hulme, William E., Prayer in pastoral care. In *Dictionary of Pastoral Care and Counseling*, ed. by Rodney J. Hunter. Abingdon Press, 1990, p.940.

(23) ヒルトナー、前掲書、三三九頁。

(24) 同上。

(25) 同上書、三三五頁。

(26) 同上書、三四〇頁。

(27) 同上。

(28) 同上。

(29) Harper III and Rudnick, *Oxford Textbook of Palliative Medicine*, p.201.

(30) MacLeod, Rod, Setting the context：what do we mean by psychosocial care in palliative care? In *Psychosocial Issues in Palliative Care*, 2nd ed. マリ・ロイド＝ウィリアムズ編『緩和ケアにおけ

る心理社会的問題』、二四―二八頁。
(31) 谷山洋三、伊藤高章、窪寺俊之著、関西学院大学キリスト教と文化研究センター編『スピリチュアルケアを語る――ホスピス、ビハーラの臨床から』関西学院大学出版会、二〇〇四年、九六―一〇〇頁。
(32) 窪寺『スピリチュアルケア学序説』、七四―七六頁。
(33) Zink, Jörg, *Wie wir beten können*. Kreuz-Verlag, 1970. ヘルムート・ゴルヴィッツァー「とりなしのいのり」、イェルク・ツィンク『祈りを求めて』(『現代への祈り』改訂新版 上)三浦保子訳、ヨルダン社、一九九四年、一三八頁。
(34) 同上書、一三八―一三九頁。
(35) Richardson, Alan and Bowden, John (ed.), *A New Dictionary of Christian Theology*. SCM Press, 1983. A・リチャードソン、J・ボウデン編『キリスト教神学事典』古屋安雄監修、佐柳文雄訳、教文館、一九九五年、五五頁左。

あとがき

〈スピリチュアルケアを学ぶ7〉が出来上がりました。シリーズ第一巻が二〇一一年一月に発刊されて、五年の歳月が流れました。スピリチュアルケアへの社会的関心に後押しされて、多くの読者を得ることができました。聖学院大学総合研究所主催の講演会では医療、介護、教育などの各分野で実践活動をされている先生方に素晴らしい講演をしていただきましたが、その内容を今回も掲載しています。また、スピリチュアルケアの原著論文をも加えています。スピリチュアルケアの臨床家から研究者まで幅広い先生方のご協力を得て、第七巻を出版できたことを心から嬉しく思います。

スピリチュアルケアへの関心は日本のみならず海外でも専門領域をまたいで広がっています。オックスフォード大学出版の *Oxford Textbook of Palliative Medicine*, 5ed. (2015)、アメリカ心理学会編集の *Handbook of Psychology, Religion, and Spirituality* (2013) でも、シュプリンガー社の *International Handbook of Education for Spirituality, Care and Wellbeing* (2009) でも、スピリチュアルケアが詳しく扱われています。内容はスピリチュアルケアの歴史的背景、理論、具体的方法、人材養成の問題まで、広く及んでいます。また、隣接領域の宗教、心理学、精神医学、教育学との相互関係は、スピリチュアリティが内包するテーマの多様性を示すものです。

これほどまでの関心の背景にあるのは、今、世界中で人生の確かな拠り所を失った現代人がスピリチュアリティやスピリチュアルケアに何かを期待している、ということだと考えられます。国家、学校、家庭、さらには宗教、伝統、文化という確かな価値観を提供していたものが崩れ、拠り所を失った現代人は、今、スピリチュアルな世界に自分を支えるものを見いだそうとしています。「スピリチュアリティ」の研究や実践への非常に大きな期待がうかがえます。その期待に応えるために「スピリチュアリティ」への問いかけも行われています。スピリチュアルな世界を自分の内面的出来事としてとらえようとする流れが一方にあります。そしてもう一方では、伝統や文化の中に確かな根幹を見いだそうとする人々がいます。それぞれが目指しているものは、「いのち」の確かな基盤であり、いのちの行き先であり、生きる意味や生きがいを与えてくれるものなのです。

第七巻を見ると、多彩な内容です。社会福祉の中で「たましい」の問題を考えておられる田村綾子先生、健康観とスピリチュアリティを生命倫理的視点から問い直してくださった関正勝先生、死の研究の第一人者のアルフォンス・デーケン先生、二一世紀社会でのスピリチュアリティの問題を平和論の基礎として分析・考察してくださった阿久戸光晴先生に心から感謝いたします。また原著論文を書いてくださった田村綾子先生は精神科領域でのスピリチュアルケアの可能性を論じてくださいました。心病む人びとへのスピリチュアルケアの可能性を探る貴重な論文です。筆者は「祈り」に焦点を当てて、スピリチュアルケアの視点から「執り成しの祈り」を取り上げました。

そこに共通するものは、現代に生きる私たちの「いのち」の問題です。「いのち」の現場は病院、施設、学校などさまざまですが、傷ついた「いのち」を癒やし、「いのち」の本来のあり方を回復し、「いのち」を輝かせるためにスピリチュアルケアがいかに貢献するか、という問題を扱っています。

聖学院大学出版会の〈スピリチュアルケアを学ぶ〉シリーズが立ってきた基盤は、単なる理論的探究ではありません。「いのち」の現場で苦難の中に生きる人間を常に意識してきました。学問のための研究ではなく、悩める人や病床で苦しむ人と共に生きるための研究を目指してきました。このシリーズが現代人の魂の問題に少しでも貢献できれば望外の喜びです。

聖学院大学出版会の木下元部長と編集者の花岡和加子様には、今回も大変お世話になりました。お二人のスピリチュアルケアへの情熱とすぐれた編集技術があって第七巻を発刊できたことを感謝したいと思います。

窪寺　俊之

付記

本書のもととなった講演会は下記のとおり。

二〇一四年度

第二回　二〇一四年十月二十四日

関　正勝（聖路加国際病院チャプレン、立教大学名誉教授）「検査社会の到来〝健康〟が義務となる社会」聖学院大学ヴェリタス館教授会室、参加者三六名

第三回　二〇一五年一月十六日

田村綾子（聖学院大学人間福祉学科准教授、公益社団法人日本精神保健福祉士協会副会長・研修センター長）「心身の病とたましいのケア――大切だけれど忘れがちなこ

と」聖学院大学ヴェリタス館教授会室、参加者五一名

二〇一五年度

第一回　二〇一五年四月二十四日

アルフォンス・デーケン（イエズス会司祭、上智大学名誉教授）「心へのケアといやし――スピリチュアリティーとは」聖学院大学ヴェリタス館教授会室、参加者一一六名

第二回　二〇一六年一月十五日

阿久戸光晴（学校法人聖学院理事長・院長、聖学院大学教授）「平和とスピリチュアリティ――21世紀社会へのスピリチュアリティ論の貢献」聖学院大学ヴェリタス館教授会室、参加者六二名

研究講演会は、通常、一時間三〇分の講演と四〇分の質疑応答からなっている。本書の原稿は、講演の録音から文字を起こしたものをもとにまとめている。見出しを入れ、読みやすい文章に修正し、講師が使用した数多くのパワーポイントの図表から選択し、また作

成しなおした図表を入れるという編集作業を経たものとなっている。研究会の質疑応答では、「質問票」に記入いただいた参加者からの質問を司会者が時間内に収まるように取捨選択し、答えている。講師の応答では、講演では触れられなかった観点・論点が出され、議論が深まることもあるので、質疑の部分も収録できればよいが、編集の都合上、残念ながら講演部分のみになっているものが多いことをお詫びしておきたい。

（聖学院大学出版会）

著者紹介（掲載順）

阿久戸　光晴（あくど　みつはる）

学校法人聖学院理事長兼院長。聖学院大学教授。

一九五一年生まれ。一橋大学社会学部・法学部卒。住友化学工業株式会社勤務を経て、東京神学大学博士課程前期修了後、米国エモリー大学神学部大学院ほかに学ぶ。その傍ら聖学院大学および聖学院アトランタ国際学校開設業務を担当。その後、聖学院大学宗教主任兼助教授、聖学院大学学長を経て現職。その他、日本聖書協会新翻訳事業検討委員、荒川区不正防止委員会委員長など。

【著書】『近代デモクラシー思想の根源』、『説教集　新しき生』、『ヴェーバー・トレルチ・イェリネック』（共著）、『神を仰ぎ、人に仕う』（共著）、『キリスト教学校の形成とチャレンジ』（共著）、*The Church Embracing the Sufferers, Moving Forward : Centurial Vision for Post-disaster Japan : Ecumenical Voices*（共著）、『専制と偏狭を永遠に除去するために——主権者であるあなたへ』、ほか多数。

Alfons Deeken（アルフォンス・デーケン）

上智大学名誉教授。カトリック司祭。

一九三二年ドイツ生まれ。一九五九年来日。一九七三年フォーダム大学大学院（ニューヨーク）で哲学博士の学位（Ph.D.）を取得。以後三十年にわたり、上智大学で「死の哲学」などの講義を担当。「東京・生と死を考える会」、「生と死を考える会全国協議会」名誉会長。一九九一年全米死生学財団賞、第三九回菊池寛賞、一九九八年ドイツ功労十字勲章、一九九九年第一五回東京都文化賞および第八回若月賞などを受賞。

【著書】『旅立ちの朝に――愛と死を語る往復書簡』（新潮社、一九九〇年）、『第三の人生――あなたも老人になる』（改訂新版、南窓社、一九九三年）、『よく生き　よく笑い　よき死と出会う』（新潮社、二〇〇三年）、『あなたの人生を愛するノート』（フイルムアート社、二〇〇七年）、『死とどう向き合うか』（新版、NHK出版、二〇一一年）、『心を癒す言葉の花束』（集英社、二〇一二年）、『アルフォンス・デーケンの希望の便り』（サンパウロ、二〇一四年）、ほか多数。

田村　綾子（たむら　あやこ）

聖学院大学人間福祉学部人間福祉学科教授。精神保健福祉士。

明治学院大学大学院社会福祉専攻博士後期課程満期修了。医療法人丹沢病院にて一九九〇―二〇〇六年、精神

保健福祉士として勤務。二〇一一年度より聖学院大学に勤務。公益社団法人日本精神保健福祉士協会副会長・研修センター長・認定スーパーバイザー。㈱日立製作所情報・通信システム社ITプラットフォーム事業部健康管理センター精神保健福祉士（非常勤）。

【著書】『かかわりの途上で――こころの伴走者PSWが綴る19のショートストーリー』（共著、へるす出版、二〇〇九年）、『福祉の現場で役立つスーパービジョンの本――さらなる飛躍のための理論と実践例』（共著、河出書房新社、二〇一二年）、『ソーシャルワーカーを支える人間福祉スーパービジョン』（共著、聖学院大学出版会、二〇一二年）ほか。

関　正勝（せき　まさかつ）

立教大学名誉教授。ヤマザキ学園大学理事。聖路加国際病院（嘱託）チャプレン。日本聖公会司祭。

一九六一年立教大学文学部キリスト教学科卒業、一九六四年立教大学大学院文学研究科組織神学専攻修士課程修了、一九六五年聖公会神学院卒業。一九六八―六九年ケンブリッジ大学ウェスレー・ハウス留学。その後、立教大学文学部キリスト教学科、後にコミュニティ福祉学部教授、聖公会神学院校長等を歴任。二〇一四年九月より聖学院大学人間福祉学部こども心理学科非常勤講師。

【著書】『生命科学とキリスト教１　脳死』（共著、日本基督教団出版局、一九八八年）、『生命科学とキリスト教３　死』（共著、同、一九八八）、『生命倫理』（聖公会出版、一九九八年）など。

【訳書】ケネス・リーチ『魂の同伴者――現代社会におけるキリスト教の霊性』（共訳、渋谷聖公会聖ミカエル教会、二〇一四年）、ドロテー・ゼレ『働くこと愛すること——創造の神学』（日本キリスト教団出版局、二〇〇六年）、アラン・サゲイト『W・テンプルと英国のキリスト教社会倫理思想』（聖公会神学院：DTP出版、二〇〇五年）など。

窪寺　俊之（くぼてら　としゆき）

聖学院大学客員教授。

一九三九年生まれ。博士（人間科学、大阪大学）。埼玉大学卒業（教育学部）、東京都立大学大学院（臨床心理学）に学ぶ。米国エモリー大学神学部卒（神学）、コロンビア神学大学大学院卒（牧会学）。米国、リッチモンド記念病院（ヴァージニア州）と淀川キリスト病院（大阪市）でチャプレン（病院付牧師）。イーストベイ・フリーメソジスト教会牧師（米国、サンフランシスコ市）。関西学院大学神学部教授、聖学院大学人間福祉学部教授（こども心理学科長）、聖学院大学大学院教授を経て現職。日本臨床死生学会常任理事、スピリチュアルケア学会常任理事、日本神学会会員、日本福音主義神学会会員、日本ホスピス・緩和ケア研究振興財団評議員。

【著書】『スピリチュアルケア入門』（三輪書店）、『スピリチュアルケア学序説』（同）、『スピリチュアルケア学概説』（同）、『スピリチュアルケアを語る——ホスピス、ビハーラの臨床から』（共著、関西学院大学出版会）、『続・スピリチュアルケアを語る——医療・看護・介護・福祉への新しい視点』（共著、同）、『緩和医療学』（共著）、『死生論』（共著、メンタルケア協会）、『系統看護学講座　別巻10　ターミナルケア』（共著、医学書院）、

『癒やしを求める魂の渇き』（編著、聖学院大学出版会）、『スピリチュアルペインに向き合う』（編著、同）、『スピリチュアルコミュニケーション』（編著、同）、『スピリチュアルケアの実現に向けて』（編著、同）、『愛に基づくスピリチュアルケア』（編著、同）、『スピリチュアルケアの心』（編著、同）、『希望を支える臨床生死観』（編著、同）、ほか。

【訳書】シャロン・フィッシュ、ジュディス・シェリー『看護の中の宗教的ケア』（共訳、すぐ書房）、D・D・ウィリアムズ『魂への配慮』（訳、日本基督教団出版局）、モーリス・ワイルズ『神学とは何か』（訳、新教出版社）、ケネス・デール『キリスト教カウンセリングの方法と実際』（訳、日本ルーテル神学大学附属人間成長とカウンセリング研究所）、ルース・L・コップ『愛する人が死にゆくとき』（共訳、相川書房）、など。

〈スピリチュアルケアを学ぶ7〉

スピリチュアルな存在《そんざい》として

——人間観《にんげんかん》・価値観《かちかん》の問《と》い直《なお》し——

2016年10月31日　初版第1刷発行

編著者　窪　寺　俊　之

発行者　阿　久　戸　光　晴

発行所　聖　学　院　大　学　出　版　会

〒362-8585　埼玉県上尾市戸崎1番1号

電話　048-725-9801

Fax. 048-725-0324

E-mail : press@seigakuin-univ.ac.jp

ISBN978-4-907113-19-3　C0311

神学と文学——言語を機軸にした相関性

T・R・ライト 著、山形和美 訳

ISBN978-4-915832-81-9（2009）　5,000円（本体）

第一章　信仰の詩学に向かって
神学と文学——創造的な緊張関係／直写主義——共通の敵／
神学——言語の問題／文学——指示機能の論点
第二章　聖書を文学として読むことについて
聖書の文学批評／創世記はどう読めるか／マルコの物語の意味
第三章　語りの神学——信仰の物語
語り、神話そして歴史／宗教的自叙伝——神と自己を書く／
小説におけるリアリズム——形而上学からメタフィクションへ
第四章　隠喩的神学——信仰の詩
隠喩の力学——形而上学的ウィット／象徴と秘跡——ロマン主義的想像力／
パラドックスと曖昧さ——近代のディレンマ
第五章　神学とドラマ——信仰と疑惑の行為
典礼的ドラマ——ミサから神秘劇まで／
ルネッサンスの悲劇と宗教改革の神学／不条理演劇——ベケットのコドー学
参考文献

ソーシャルワークを支える宗教の視点——その意義と課題

ラインホールド・ニーバー 著、髙橋義文・西川淑子 訳

ISBN978-4-915832-88-8（2010）　2,000円（本体）

第一章　ソーシャルワークの歴史における宗教
第二章　宗教に基づく慈善の限界
第三章　精神と社会の健全さの原動力としての宗教
第四章　個人と社会における不適応の原因としての宗教
第五章　ソーシャルワーカーの原動力としての宗教
第六章　現代における宗教とソーシャルアクション

◇解説◇
ソーシャルワークにおける宗教——ニーバーの視点　髙橋　義文
社会福祉の視点から本書を読む　西川　淑子

〈キリスト教関連書〉

神を仰ぎ、人に仕う・改訂21世紀版——キリスト教概論

聖学院キリスト教センター 編

ISBN978-4-907113-04-9（2015）　2,100円（本体）

Ⅰ　序—出会い
Ⅱ　キリスト教とは何か
Ⅲ　神とその民——キリストに至る道（旧約聖書）
Ⅳ　イエス・キリストの福音
Ⅴ　神の民としての教会
Ⅵ　教会の歴史と現代
Ⅶ　希望と喜びに生きる

本書はキリスト教とは何かを知ることが、現代文明の中で大学教育を受けるにあたって必須であると確信し、その本質を伝授しようと意図しています。大学生がキリスト教の「福音」に出会うことの手助けとなることを目指して、聖書に基づいてまとめられています。現代においてキリスト教の福音を知りたいと願う人の入門書です。

愛に生きた証人たち——聖書に学ぶ

金子晴勇・平山正実 編著

ISBN978-4-915832-82-6（2009）　2,400円（本体）

第Ⅰ部　旧約聖書

アブラハム　——神への信仰の試練	平山　正実
モーセ　——とりなしの愛	並木　浩一
ダビデ　——神への畏れと信頼	藤原　淳賀
ホセヤ　——いつくしみの愛	平山　正実
ヨブ　——苦難の意義	平山　正実
コヘレト　——知恵の探求とその挫折	金子　晴勇
雅歌　——花嫁の愛	金子　晴勇

第Ⅱ部　新約聖書

イエス　——罪ある女の物語	小河　　陽
ペトロ　——イエスを愛した男	吉岡　光人
ユダ　——イエスを裏切った男	佐竹十喜雄
ヨハネ　——愛のいましめ	土戸　　清
パウロ　——苦難と弱さの理解	高橋　克樹
マルコ　——自立と愛	坂野　慧吉

臨床死生学研究叢書５

希望を支える臨床生死観

窪寺俊之 編著

ISBN978-4-907113-13-1（2015）　4,000円（本体）

〈カウンセリング〉

ヘンリ・ナウエンに学ぶ――共苦と希望

平山正実・堀　肇 編著

ISBN978-4-907113-08-7（2014）　1,800円（本体）

ヘンリ・ナウエンは現代人の孤立・孤独・霊的渇きをどう理解し、それに応えるためにどのようにアプローチしたか。彼の私たちへのコミュニケーションのスタイルは何か。どうしてそれが私たちの魂を奪い、感動を与えるのか。素晴らしい著作群の背後にある創作の秘密をさぐります。ナウエンの霊性や思想の理解、相手と影響し合うコミュニケーション方法の理解に役立つ一冊となっています。

臨床死生学研究叢書 3

死別の悲しみを学ぶ

平山正実 編著

ISBN978-4-915832-91-8（2012）　4,000円（本体）

I　臨床にみる生と死

がん患者の身体と心の痛み――緩和ケア理解を深めるために　白土　辰子

入院している子どもの生と死
――遊びをとおした支援の現場から　田中久美子

子どもの病と死をめぐる親の経験
――小児がんで子どもを亡くした親の語りから　三輪久美子

II　援助者と「生と死の教育」

死の臨床に携わる援助者のための死生観　窪寺　俊之

大学生の生と死のとらえ方
――学生相談室で出会う「死」とグリーフカウンセリング、そして「生」へ　竹渕　香織

自死遺族に対する悲嘆支援者の心得　平山　正実

III　「生と死の教育」の試み

大学における死生学教育の展開――英米と日本、現状と展望　山崎　浩司

大学生の生と死の教育
――文学によるデス・エデュケーションの試み　小高　康正

看護基礎教育における「死生学教育」　中村　鈴子

ルターにおける生と死の教育　金子　晴勇

臨床死生学研究叢書 4

臨床現場からみた生と死の諸相

平山正実 編著

ISBN978-4-907113-03-2（2013）　4,000円（本体）

I　臨床現場からみた生と死

緩和ケアにおける死の受容のために
――ユダヤ・キリスト教の死生観・死後観を中心として　平山　正実

交流分析を末期医療の現場でどのように用いるか　白井　幸子

子どもの生と死――周産期医療からみえること　船戸　正久

II　臨床知に学ぶ

緩和ケアをどのように進めるか
――基本的ケアとスピリチュアルケアの力　河　正子

新約聖書の治癒物語を背景にしたスピリチュアルケアの実践　黒鳥　偉作

増加する在宅医療のニーズへの対応
――外来・入院・療養の三段構え構造の構築と発展　竹内　公一

III　東日本大震災からの再生に向けて

忘れない――死を見つめて生きる　尾形　妙子

東日本大震災とグリーフケア
――教え子を亡くした悲しみと遺族ケア　大西奈保子

〈臨床死生学研究叢書〉

臨床死生学研究叢書 1

死別の悲しみに寄り添う　平山正実 編著

ISBN978-4-915832-76-5（2008）　3,400円（本体）

Ⅰ

臨床医の診た生と死の風景　梅谷　薫
がん告知に対する態度から考察した日本人の死生観　安達富美子
在宅緩和ケアシステムにかかわる官民連携協力体制の構築
——市民グループの立場から　海野志ん子

Ⅱ

HIV 薬害被害遺族におけるグリーフケア　村上　典子
親を亡くした子どもの死の理解　村上　純子
子どもを喪った遺族に対するグリーフケア
——先天性心疾患で子どもを亡くした親の
悲嘆体験からの考察　宗村　弥生

Ⅲ

悲嘆と物語——喪の仕事における死者との関係　小高　康正
自殺者遺族の悲嘆援助について
——キリスト教的臨床死生学の立場から考える　平山　正実

臨床死生学研究叢書 2

死別の悲しみから立ち直るために　平山正実 編著

ISBN978-4-915832-83-3（2010）　4,000円（本体）

Ⅰ　臨床医学における死とグリーフワーク

遺族外来からみえてきたもの　大西　秀樹
がん患者を親にもつ子どもへの症状説明と予期悲嘆　小島ひで子
闘病記とグリーフワーク——遺族が書くことの意味　門林　道子

Ⅱ　社会における死とグリーフワーク

在宅医療におけるホスピスケア
——実現に向けての教育とシステム構築の提案　大西奈保子
自殺と責任をめぐって
——自殺予防と自死遺族の悲嘆克服のために　五十子敬子
カンボジア大量虐殺からの悲嘆克服への道程
——民族のグリーフワークを考える　吹抜　悠子

Ⅲ　宗教によるグリーフワークの意義と問題

グリーフ（悲嘆）ケアにおいて、物語ることの意味
——スピリチュアルな視点からの援助　高橋　克樹
「宗教的思考」から「スピリチュアルな思考」へ
——H・S・クシュナーの悲嘆を中心に　窪寺　俊之
うつ病者の病的罪責感と回復をめぐって
——そのキリスト教人間学的考察　平山　正実

スピリチュアルケアを学ぶ 5

愛に基づくスピリチュアルケア　窪寺俊之 編著

――意味と関係の再構築を支える

ISBN978-4-907113-10-0（2014）　2,300円（本体）

第Ⅰ部

新しい人生の希望
――ホスピス医療の現場から　山形　謙二
ホスピスケアの目指すもの
――ケアタウン小平の取り組み　山崎　章郎
在宅ホスピスケアと医の原点　川越　厚

第Ⅱ部

スピリチュアリティの架橋可能性をめぐって　小森　英明
スピリチュアルアセスメントとしてのヒストリー法
――「信望愛」法の可能性　窪寺　俊之

スピリチュアルケアを学ぶ 6

スピリチュアルケアの心　窪寺俊之 編著

――いのちを育む力・委ねる力

ISBN978-4-907113-18-6（2016）　2,300円（本体）

第Ⅰ部

いのちを育むホスピスケア
――死にゆく人に生かされて　細井　順
死に対峙している魂の苦悩にどのように応えるか
――ホスピスの現場から　下稲葉康之
がん医療の現場から見た心の問題　大西　秀樹

第Ⅱ部

スピリチュアルケアと信力の一考察　窪寺　俊之
スピリチュアルケアと〈他者論〉　伊藤　高章

スピリチュアルケアを学ぶ４

スピリチュアルケアの実現に向けて　窪寺俊之 編著

——「第18回日本臨床死生学会大会」の取り組み

ISBN978-4-907113-05-6（2013）　2,300円（本体）

〈スピリチュアルケアを学ぶ〉シリーズ

スピリチュアルケアを学ぶ 1

癒やしを求める魂の渇き　窪寺俊之 編著
——スピリチュアリティとは何か

ISBN978-4-915832-90-1（2011）　1,800円（本体）

スピリチュアルケアを学ぶ 2

スピリチュアルペインに向き合う　窪寺俊之 編著
——こころの安寧を求めて

ISBN978-4-915832-94-9（2011）　2,200円（本体）

スピリチュアルケアを学ぶ 3

スピリチュアルコミュニケーション　窪寺俊之 編著
——生きる希望と尊厳を支える

ISBN978-4-907113-02-5（2013）　2,200円（本体）
